U0236664

本书获国家自然科学基金（71203148、71573182）资助

公立医院
过度投资问题研究

——

来自 B 地区公立医院的
经验证据

朱俊利　著

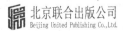

北京联合出版公司
Beijing United Publishing Co.,Ltd.

目 录

第一章 绪 论

第一节 研究背景及研究动机

公立医院是政府出资举办的公益性事业单位，是群众看病就医的主要场所，承担了90%以上的诊疗任务，在我国卫生体系中地位重要、影响重大，直接涉及千家万户的切身利益，其兴衰是决定我国卫生事业发展的关键（李晗，2012）。固定资产作为劳动手段，是医院开展医疗服务、教学科研等活动的基础，对医院的运行效率与社会效益的发挥起着基础性作用。为了维持医院的正常运转、培育医院核心竞争力、促进医院战略使命的实现、提升医院形象，医院每年都会发生大额甚至巨额的固定资产投资。近年来，随着社会经济的发展、人民生活水平的提高、城乡一体化发展以及社会保障水平的提高，人们被压抑多年的就医需求逐步得以释放，为了满足日益增长的医疗需求，公立医院也加快了固定资产投资的步伐。

卫生部2011年全国卫生统计年鉴显示，1991年到2000年的10年间，我国医院总数增加了1690所，新增床位24.06万张，而2001年到2010年的10年间，我国医院总数则增加4721所，是上一个10年增加量的2.8倍；增设床位123.54万张，是同期的5.13倍。诸葛立荣（2006）披露数据显示：上海市在"十五"（2001—2005）期间医院总床位数89300张，较"九五"（1996—2000）期间增加了16200

张，增长幅度22%；改扩建医院项目28 个，涉及医院22 所，建设总投资60 亿元，5年超过过去50年。据国际经验，拥有病床数超过1000张的医院就已经属于超大型医院，而我国目前超过2000张床位的医院仅北京地区的综合医院就有8家，有的甚至接近4000张，有不少中型医院也在向1000张冲刺。对于医疗设备的引进上，以CT为例，短短十年间，很多大医院都淘汰了16排CT乃至64排CT，取而代之的是全球最先进的320排CT，中国转眼间一跃成为CT大国。有报道称，仅仅北京一个城市拥有的CT数量，就比一个英国还要多，并且其增长势头依然强劲。杜治政（2005）、阎惠中（2006）认为："中国的医院已经进入了一个盲目扩张的怪圈。"美国得克萨斯大学休斯敦健康科学中心公共卫生学院院长 Palmer Beasley 教授在第三届 21 世纪医学国际论坛上向中国同行提出忠告，医院并非越大越好，如果医院规模扩大 1 倍，那么其风险就会扩大 4 倍。

信息不对称是医疗行业最重要的特征之一。信息不对称的存在深刻地影响着作为医疗服务提供方的医院和患者的行为。从患者的角度看，就医过程中一个显著特征是消费者对价格和产品的"无知"：不知道医生的实际能力、水平和职业道德、收费价格，更不知道疾病的诊断、治疗手段和效果等等。而医生却对此拥有绝对的信息优势，可以左右医疗服务的利用和患者的消费选择，如果医生具有自身经济利益，就可以创造额外需求，这就是著名的供给诱导需求或者供给创造需求理论。经济学家瑞哈特（Uwe Reinhardt，1989）曾明确提出：医生诱导需求的问题一直是当代卫生政策中一个重要的挑战。Shain and Roemer（1961）实证研究发现，短期综合医院每千人床位数和每千人住院天数之间存在正相关关系，即在一个国家，在其他因素都不变的情况下，医院床位的突然增加，会导致利用率的急剧上升。这种现象被称为"只要有病床，就有人来住"，也称为罗默法则。这也是为什么世界上大部分的国家都对医院的资本投入进行管制的原因。如果任由公立医院扩张，为了使扩张的设备和床位给自己带来经济利益，医院和医生很可能发生诱导需求行为，出现

"过度检查""诱发不需住院的病人住院"等过度医疗行为，这种行为宏观上造成医疗资源的浪费，微观上导致患者医药费用上涨，增加患者负担，引发新的"看病难、看病贵"问题，更可怕的是，给患者的身体造成伤害，产生各种医源性疾病。

对于公立医院固定资产投资规模的急剧扩张，社会上引起了两种截然相反的观点：一种观点认为应当支持公立医院的扩张，以解决目前各大医院"就医难、住院难"的现实问题；另一种观点认为公立医院已经进入盲目扩张的怪圈，是造成"看病难、看病贵"的助推之一。那么公立医院固定资产投资中的扩张是否合理呢？显然，从投资学视角看，要回答这个问题，就要判断公立医院的固定资产投资是否出现了过度投资现象。始于2009年的新一轮医疗卫生体制改革，公立医院改革是最关键、最艰巨、也是最受关注的一项任务，而固定资产投资效率问题不仅影响公立医院自身的发展，而且影响到整个医疗卫生行业的资源配置问题。因此，有必要对公立医院固定资产是否出现过度投资进行判断和度量，探寻固定资产过度投资的原因，为治理公立医院过度投资，解决公立医院改革中的资源配置问题提供依据。

本研究将从投资学视角，构建公立医院固定资产投资最优理论模型，估计最优投资支出函数，计算医院最优投资支出，通过与实际投资支出的对比，对各医院是否出现过度投资做出判断；从委托代理、信息不对称、预算软约束等方面对公立医院过度投资行为进行理论解释，探寻过度投资的产生机理，并通过实证分析进行验证；探寻过度投资的治理措施，为政府制定相应政策提供依据。

第二节　研究内容及研究思路

本研究在对公立医院投资制度背景进行分析的基础上，采用委托代理分析框架对公立医院过度投资动因进行了分析；然后以研究公立医院财务管理目标为起点，对公立医院非效率投资行为内涵进行了界定，在探寻公立医院成长机会决定因素的基础上，借鉴国内外研究文献中企业过度投资度量的常用方法论证了对公立医院的过度投资的存在性；基于当前的财政资金预算制度，分析和检验了公立医院过度投资与"自由现金流量""财政补助"之间的内在联系；检验了公立医院的不同来源类型的负债和不同期限的负债对过度投资的治理效应；并从宏观和微观两个方面提出了治理公立医院过度投资的政策建议。

一、主要研究内容

本研究主要围绕以下6个问题展开：

1.公立医院投资的制度背景分析

组织所处的制度背景会对其行为产生重要影响，因此本书在第三章对我国公立医院所处的制度背景进行了充分的分析和论述。具体来说包括：医院产业的特殊性以及公立医院筹资、投资、分配制度等财务管理的特殊性；我国医疗服务体系以及公立医院的特殊地位；公立医院的管理体制、激励机制、价格管制、财政补助机制等现状；公立医院的投资决策机制。

2.公立医院过度投资的动因分析

非营利性事业单位的定位以及医保机构作为医疗费用支付第三方的介入使公立医院的委托关系不同于普通的企事业单位。由于代理人和委托人利益的不一致，代理人会出现损害委托人利益的道德风险行为。论文分别分析了当前制度背景下，患者、医务人员、医院管理者和政府如何基于自身利益驱动公立医院发生过度投资的。

3.公立医院过度投资存在性的判断和度量

非效率投资包括投资过度和投资不足，要对公立医院过度投资存在性进行判断和度量应当首先对公立医院的"非效率投资"进行界定。论文从公立医院财务管理目标为出发点界定了公立医院"非效率投资"的内涵，基于此内涵，在借鉴国内外度量企业过度投资的方法，构建了公立医院过度投资度量模型，尝试对公立医院是否存在过度投资进行判断和度量。

4.多重道德风险、自由现金流量与过度投资实证研究

首先构建实证模型，对公立医院委托代理人的道德风险是否确实驱动公立医院发生过度投资进行实证检验。公立医院投资资金主要来源渠道有自由现金流量和财政补助两个。Jensen（1986）基于所有者和经营者之间的委托代理关系提出了自由现金流量假说，即自由现金流量的存在容易诱发管理者的过度投资行为。自由现金流量假说是否也适用于公立医院？当前，政府对公立医院的财政补助方式不科学，而且补助金额的确定和补助的拨付通过预算编制、预算审批来实现，这些制度的弊端是否会影响以及如何影响公立医院的投资行为？论文通过理论分析提出研究假设，并构建实证分析模型对这些问题进行了实证检验。

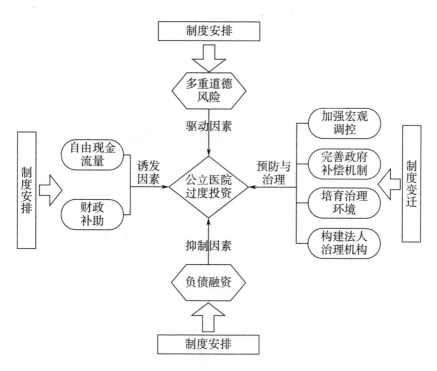

图1-1　论文研究思路

5.债务对公立医院过度投资治理效应的理论分析与实证检验

Stulz（1990）等认为：负债本息的固定支付能够减少企业的闲置资金，同时债权人还能够通过债务合约的限制性条款限定企业的投资方向，从而可以抑制经理层的过度投资行为，因此债务融资能降低股东与经理之间的代理成本，具有治理效应。公立医院有来自银行借款的负债，来自药品卫生材料供应商的商业信用负债，还有来自病人预付的医疗款所形成的负债。从中国目前的情况来看，公立医院在这些债权债务关系中均处于强势地位，那么这些债务对公立医院的过度投资行为到底有没有治理效应呢？论文通过构建实证模型对这些问题进行了实证分析检验。

6.公立医院过度投资的预防和治理的规范性研究

针对公立医院出现过度投资的原因，论文将从如何切断公立医院过度投资形成机理方面，采用规范性研究的方法研究了公立医院过度投资的治理措施。

二、研究思路

以上6部分主要研究内容在本书中按照图1-1的思路展开研究。

第三节　研究方法及论文框架

一、主要研究方法

本文在文献综述的基础上，采用定性与定量相结合、规范与实证相结合，通过比较分析、制度分析的方法对公立医院过度投资的度量和产生原因及其治理进行了研究。

1.定性分析

本文在对国内外有关医院经济理论、企业非投资理论相关文献梳理的基础上，综合运用管理学、金融学、微观经济学、契约经济学、卫生经济学、制度经济学等理论，对存在于公立医院的公众与政府、政府与医院管理层、医院管理层与医生、政府与医生、患者与医生、医保机构与医生以及患者与医保机构的多层级委托代理和交叉委托代理复杂的委托代理关系及其对公立医院过度投资行为的作用机制进行了理论分析；对当前财政资金预算制度下，医院过度投资对财政补助的敏感性进行了理论分析；对公立医院不同来源负债以及不同期限负债对公立医院过度投资行为的治理机制进行了分析，从而形成较为完整的公立医院过度投资行为的产生机理，为本研究进行公立医院过度投资原因实证分析提供理论支撑。

2.定量分析

定量分析是借助数学工具和统计分析对社会现象的数量特征、数量关系与数量变化的分析，以揭示和描述社会现象的相互作用和发展趋势。定量分析方法有很多种，本文主要采用的是统计描述分析、相关性分析和回归分析方法。本文在对公立医院成长机会衡量、过度投资存在性的判断和度量、道德代理风险对过度投资的影响、自由现金流量与过度投资的关系、财政补助与过度投资的关系以及负债融资对过度投资的治理功效分析中，就运用了描述性统计分析、相关分析、回归分析等统计分析方法。利用北京地区公立医院数据，采用SPSS统计软件对定性分析所形成的研究假设进行了实证检验，并对实证结果进行了相应解释，这对正确分析和理解公立医院过度投资行为具有重要意义。

3.制度分析

我国公立医院被定位为公益非营利性事业单位，既不同于普通企业，也不同于非营利性医院，而且与国外公立医院所面临的制度环境也不同，所以研究我国的公立医院过度投资问题，必须对其所面临的制度环境进行深刻的分析。本文的第三章从医院产业的特殊性、我国医疗卫生服务体系现状以及公立医院的管理体制、价格形成机制、财政补偿机制、投资决策机制进行了较为详细的介绍和分析。而在后面几章均是在第三章制度背景基础上进行分析和论证的。本文第四章"公立医院过度投资动因分析"是分析在各种制度作用下，患者、医生、医院管理者、政府监管部门所存在的过度投资道德风险；本文第五章在选择公立医院成长机会变量时，就分析了我国的基本医疗保险制度；本文第六章在分析过度投资对财政补助的敏感性时，是结合公立医院当前财政补助政策和财政资金预算制度的不足所引发的"预算松弛"来进行理论分析的；本文的第八章在提出过度投资预防与治理建议时，更是从包括区域卫生规划、社区首诊制、双向转诊制、问责制、法人治理结构、信息披露制度等制度安排和变迁角度进行分析。

4.比较分析

比较分析法是将属于同一范畴的两个以上的事物进行对比研究，分析它们的共性和区别，研究事物存在、变化的共同条件以及不同特点。本文从第三章"公立医院投资的制度背景分析"就采用比较法分析了医院产业与其他普通产业的不同，比较了公立医院与其他非营利医院、营利医院在筹资、投资、利润分配以及医疗价格等方面的不同；在本文第五章，公立医院非效率投资内涵则是利用经济学成本收益模型通过对医院和企业服务及财务目标的对比来确定的。比较分析法在本论文的另一个重要使用就是在指标选取中，具体来说，在选择公立医院过度投资的度量方法时，本文就在对国内外文献中常用的三种经典度量模型进行了优缺点的对比分析，选择借鉴Richardson（2006）的会计残差模型的思路进行度量，但认为其模型不适合中国的公立医院，所以并没有直接采用其模型；在选择公立医院成长机会变量时，也是采用对比分析法，借鉴了企业成长机会变量的衡量、国外非营利医院成长机会变量的衡量，并考虑了我国公立医院的实际情况选取的；还有比如自由现金流量变量的定义和选取也是采用对比分析法。

三、本书的研究框架

本文共分八章展开论述，具体安排见图1-2的研究框架：

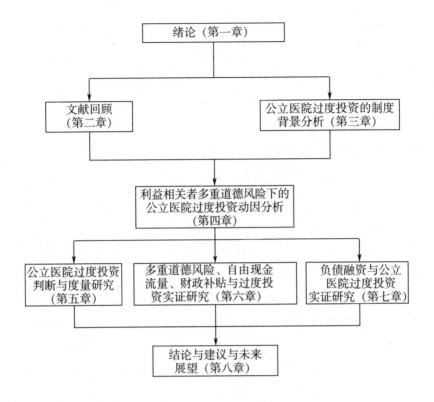

图1-2 本书的研究框架

第四节 研究的主要贡献与创新点

一、本研究的主要贡献

国内外关于非效率投资的研究文献主要集中在对企业非效率投资的研究上,以医院为研究对象的文献不多,针对公立医院的更少,国内目前还无人对我国公立医院非效率投资问题展开研究。医疗服务的特殊性决定了医院所处的医疗服务市场以及其所在的医院产业与普通的企业有很大的差别;而公立医院的筹资、投资、盈余分配制度又与营利性医院以及民营非营利医院不同;更重要的是我国公立医院所面临的制度背景与西方国家医院有天壤之别。这些特殊性决定我国公立医院非效率投资行为有自身的特殊性。本研究选择我国公立医院作为研究对象，结合公立医院的特殊制度背景对其过度投资行为发生的动因、度量和治理等方面进行了系统分析和实证检验，是对投资、非效率投资研究的扩充。

二、研究的主要创新点

研究的创新主要表现在以下3点：

1.结合"新医改"公立医院改革方向，提出适合我国公立医院非效率投资行为判断的"NPV"原则

国内外学术界普遍采用净现值（NPV）准则来界定企业的非效率投资，即"企业所有净现值大于零的项目都被实施，此时企业的价值最大，企业的投资就处于有效率的状态。如果此时投资于净现值小于零的项目，就会损害企业的价值，就出现了过度投资行为"。公立医院作为政府兴办的非营利医院，其财务目标与普通企业不同，不追求价值最大化，因此对企业非效率投资内涵的界定不适合公立医院。研究按照"新医改对公立医院定位——公立医院财务管理目标——非效率投资内涵界定"的分析逻辑，通过公立医院财务管理目标与普通企业的对比分析，利用经济学成本效益模型，提出公立医院非效率投资行为判断的"NPV"原则："当将所有净现值为正的投资项目实施完毕后，仍可以继续实施净现值为负的投资项目，直至该时期公立医院所实施的全部投资项目净现值之和为零时，公立医院的投资实现均衡，即有效率投资。如果继续实施净现值为负的投资项目，就出现过度投资。"

2.基于资源依赖理论，从公立医院真正成长动力选取成长机会变量

在营利性企业投资研究中，习惯使用托宾Q或者市净率类变量来反映企业未来成长机会，用销售增长率等变量来代表近期成长机会。但公立医院不同于普通的营利型企业，没有公开的资本市场，无法计算其托宾Q和市净率，本研究基于资源依赖理论，从影响公

立医院未来发展的"病人""医生""资本"这三大要素出发，分析确定其成长机会变量应当从公立医院所面临的市场需求、市场竞争、要素供给以及历史运营能力、规制因素等方面选取。这不同于大多数文献中所使用的资本市场变量或者销售增长率变量，能够体现公立医院的使命和公益性特征。

3.对公立医院委托代理关系进行全面系统的分析

国内外文献在分析医院的委托代理关系时多是从医保机构、医生、患者三方进行分析，而本文则在此基础上，还考虑了公立医院政府兴办的"公有"特性及"事业单位"的特性，即考虑公立医院的所有特性，既分析了公有资产委托代理关系、公共权力委托代理关系，也分析了医院因第三方付费制度所带来的独特委托代理关系，是对公立医院委托代理关系的全面系统的分析。

第二章　文献回顾

本章主要从三方面展开国内外文献回顾，即医院经济理论相关文献，企业非效率投资相关文献，医院投资支出及非效率投资研究，以便为后文对公立医院过度投资理论分析和实证检验提供理论支撑。

第一节　医院经济理论相关文献回顾

医院经济理论研究方面，国外文献无论是在研究内容的广度上还是研究深度上都远远超过国内文献。由于我国处于经济转轨时期，制度的大背景对医院的行为有着重要的影响，所以国内相关文献多结合中国的制度背景展开研究，研究的侧重点与国外文献不同，所以本节在进行医院经济理论研究文献回顾时，将国外国内文献分别进行总结回顾。

一、国外相关文献回顾

1.医院产业特殊性

Phelps（1997）总结医疗服务市场的特殊性包括：①不确定性；②医疗保险的介入；③信息不对称；④外部性；⑤政府干预；⑥非

营利性厂商扮演着重要角色。

医疗服务市场所涵盖的产业除传统医院产业外，还包括制药产业及新兴的生物技术产业等，但比重最大的仍是医院产业。

Gaynor and Vogt（2000）总结以往文献，认为医院产业拥有四项特性：①医院服务产品的特性；②医院服务市场的信息不对称；③政府对医院产业的管制措施；④医院产业中存在众多的非营利厂商及公立医院。

2.医院市场的竞争行为与医院投资

（1）医院市场竞争性的衡量

文献中出现的医院市场包括医院地理市场和医院产品市场。Gaynor and Vogt（2000）认为医院地理市场是指医院服务的地理区域，并认为这个区域内的医院提供医疗服务给区域外居民的比例和区域内的居民到区域外医疗机构就医的比例都很小。在实际中，医院地理市场的定义方法有三种：①采用医院服务的地理固定为半径。比如Robinson and Luft（1985）以医院所在地的15英里为半径范围。②采用医院服务的地理变动为半径。比如Melnick et a1.（1992）以市场占有率作为权数对医院服务的固定半径进行加权平均，以加权平均数作为地理市场。③采用行政区域作为地理固定半径。这种方法运用的最多，比如Noether（1988）、Lynk（1995）、Tae Hyun Kim and Michael J. McCue（2008）等以及国内的很多学者。

文献中对医院产品市场的衡量指标包括医院的总收入、住院收入、病床数、住院天数与出院人次，使用最多的指标是"出院人次"，比如Dranove et al.（1993）、Keeler et al.（1999）等等。然而检验发现，以上指标对衡量医院市场竞争程度的结果并没有显著的差异。

然而，Kessler and McClellan（2000）研究认为以上衡量医院地理市场和产品市场的方法存在内生性问题，所以其在考虑患者对医院的选择因素基础上构建了医院竞争指数，这是迄今为止衡量医院市场竞争最新的方法，因依赖于详尽的患者出院数据，所以文献使用上并不广泛。

（2）医院产业竞争形态与投资

Dranove（1993）在研究美国支付制度变革时，将医院之间的竞争形态划分为"患者主导的竞争"和"付费者主导的竞争"两种。

其中"患者主导的竞争"是以成本为基础的按量计酬制，即"按项目付费制度"，患者可以自由选择就医地点，医院之间的竞争主要是通过有保险但信息不足的患者及其医师代理人来驱动的，是"非价格竞争"为主的竞争形态。在这种竞争状态下，医院之间倾向于通过多提供可以提高医生生产力的各项设备来吸引医师，比如医院竞相投入大量资本，扩建医院软硬件设备，购买先进的高科技医疗器材，医院因多提供设备所增加的成本，可以很容易地转嫁给保险人负担。Robinson and Luft（1985）和Dranove and Satterthwaite（2000）将这种医院之间的竞争称为医武竞赛（medical arms race）。这种竞争会导致医院成本上升，形成医院之间无效率的质量竞争（Allen，1992；Robinson and Luft，1985；Noether，1988）。

对于付费者主导的竞争，美国启动管理式医疗保险计划，实行选择性特约，即保险人通过与医院签约获取优惠的折扣价格，同时承诺鼓励参保人选择签约特惠医院。此时，医院之间的竞争是价格竞争，在这种竞争环境下，保险人利用手中权力，与市场上的各医院协商支付标准的折扣，医院之间竞争越激烈，医疗服务价格就越低。Dranove（1993）、Keeler等（1999）均通过实证研究验证了医院竞争方式的改变。

显然，医院市场不同形态的竞争，所导致的结果就大不相同。在患者主导的竞争环境下，医院之间的竞争是非价格竞争，竞争的结果反而会造成医院成本的上升，这与一般经济学的理论正好相反，此时医院之间的竞争反而是一种社会浪费（Allen，1992）。付费者主导的竞争环境下，医院之间的竞争以价格竞争为主，竞争的结果会使价格降低，符合一般经济学的理论预测。

3.投资支出的政府政策管制

美国纽约州于20世纪60年代末期率先开始对医院产业采取投资

支出和收费标准两方面的管制，美国的其他州在70年代后开始陆续跟进。美国政府实施上述管制的主要目的是希望借此控制医院成本的上升，因此，相关的研究文献主要集中在管制效果研究上。Sloan and Steinwald（1980）、Dranove and Cone（1985）的实证研究表明：在政策的初期，即70年代初期，管制效果非常有效；而在70年代末和80年代末，管制效果非常明显。对于投资管制的文献，实证结论并不完全一致，比如Salkever and Bite（1976）证明投资管制对服务提供者的行为没有太大的影响；Sloan（1981）则证明投资管制有一定的影响。

4.支付制度改革与医院行为

早期大多数国家实施的是以成本为基础的按量计酬的医疗保险支付制度。这一制度的主要弊端是医疗服务提供者没有动力节省成本，致使许多国家的医疗费用都呈现快速上涨的现象（Cutler and Zeckhauser，2000）。美国的老人医疗保险（Medicare）率先推出以诊断关联组为支付基准的预付费制度（简称PPS），在国内通常称为按病种付费。在这种制度下，支付标准不是医院服务的各项投入，因此，医院多投入的边际收入为零，可以使服务提供者有追求成本最小化的动机。Hodgkin and McGuire（1994）的研究发现，与PPS实施前相比，美国老人保险的住院人次在1983年到1990年之间平均下降11%。Cutler and Zeckhauser（2000）汇总近十余篇实证文献显示PPS实施之后医院的住院人次确实在下降。

5.产权属性与医院行为

医院产业与其他产业的其中一个不同之处在于医院产业的厂商产权结构与其他产业不同，在医院市场上有许多非营利性的厂商和政府直接经营的医院。在加拿大，公立医院占医院总数的98%；在美国，公立医院占医院总数的28%，其他非营利医院占医院总数的60%，营利医院占医院总数的12%；在德国，上述产权形态的医院各占三分之一。文献中对这种现象的解释观点不一，最普遍的理由认为是在信息不对称和第三方付费特性下，营利性组织无法使市医院产业的交易成本最小化，比如Arrow（1963）和Sloan（2000）。还有一种观点从非营利医院能够让医师对医院发挥较大的影响力，而借着对医院各项控制而实现医师的集体财务利益最大化，比如Bays（1983）。这种观点显然和第一种观点相反。对于公立医院存在的理由则认为是政府以公立医疗体系确保医院服务的普及性。

Pauly and Redisch（1973）所给出的非营利医院行为模型认为：非营利医院可视为由医师掌控的合作社，医师经营医院是为了追求平均每一医师净收入最大化，因此医师也有提高生产效率的诱因，并认为营利医院在效率上并无优势。这种观点和传统经济学的观点正好相反，按照传统经济学的理论，非营利医院盈余不能分配，也就没有动力追求效率，即认为非营利医院的效率不如营利医院。然而不少学者采用不同的研究方法与资料来源，分析发现营利医院与非营利医院在效率、质量和医疗技术的引进方面，并无明显的差异，比如Becket and Sloan（1985）发现美国不同组织形态医院的平均住院人次费用无明显差异，医院的产权属性与医院获利能力差异也无必然联系。Shortell and Hughes（1988）、Keeler等（1992）则发现营利医院与非营利医院在质量水平上也无差异。

对于经营环境变化不同产权属性医院行为是否有差异的研究上，研究者们有以下几种观点：Hoerger（1991）通过实证分析证明非营利医院经营目标不是追求利润最大化，所以其经营主要受维持财务收支平衡的预算限制影响；并且非营利医院利润水平不易受外在财务环境变动的影响。Duggan（2000）分析发现，相比公立医院，在面对政府鼓励医院多治疗低收入患者的财务诱因时，营利医院和非营利医院反映程度更强烈些，而两者间并没有区别。Sloan（2000）认为，不同产权属性不是医院行为差异的主要原因，市场竞争力的影响更大。

6.医院的行为分析模型

如上所述，医院行业的一个特殊性就是普遍实行政府管制，当政府的管制政策与医院的利益发生相互作用时，管制的效果在很大程度上就取决于医院本身的经营目标。国外学者构建的医院行为模型主要有以下三个：

（1）利润最大化的医院行为模型

这类模型首先假定非营利医院的行为与营利性医院相同，但是其"利润"归属医院所服务的社区。这类模型认为：如果需求增加或者需求缺乏弹性时以及医院投入价格增高时，医院将提高价格；医院也追求经营成本的最小化；投资决策时也是按照投资报酬率最高的原则进行投资；但是对于实现盈余的非营利性医院，应将其盈余和来自社区的捐款为穷人提供带有补贴性质的服务，或降低其医院服务费用。在实际中，医院也确实是根据需求价格弹性来制定价格的，对那些缺乏弹性的服务，价格要比边际成本高很多，而对于价格弹性较大的服务，则其价格就比较接近边际成本。但对于医院扩大亏损项目设施和服务的行为以及严格控制医生人数的行为，该模型却无法进行解释。

（2）效用最大化模型

该类模型假定所有权的非营利形式所获取的收益不归属社区，而是属于非营利性医院的经营者和董事会。Newhouse于1970年提出"非营利性医院模型"，该模型假定医院的管理者（理事）具有效用函数，其函数包括对其机构的质量、规模的某些测量指标，还包括医院和管理者的信誉问题。该模型认为医院在短期内仍然是通过价格制定以实现利润最大化，然后将获取的利润再投资于增加服务数量或者提高质量和信誉方面进行投资。显然，该模型克服利润最大化模型的不足，能够解释医院为什么对非营利性项目进行投资或是维持非营利性服务；也能够解释医院积极对新医疗技术进行投资。该模型认为医院之间的竞争是对医院信誉以及能否为医生提供舒适工作环境的竞争，这解释了在医院行业内部，为什么会经常出现重复建设、过度服务能力、高成本以及迅速提高价格以筹措资金等行为。但该模型却仍无法解释医院为何限制医生就业人数。

（3）医生控制模型

Pauly and Redisch提出了医生控制模型，其模型假设：医生控制医院，医院的决策反映了各个医生行为的目标，医生是医院非营利形式的受益者。医生作为病人疾病的管理者，负责决定用于病人治疗的各种投入，并期望医疗的投入与增加个人收入或产出相关联。该模型能够较好地解释医院行业的许多现象，比如在医院实行按项目收费时，医生不关注医疗服务的成本。并且该模型通过医生数量封闭与医生数量开放两种情况的对比，前者医生收入较高，这就解释了医院为什么不愿意扩大医生人数的现象。

二、国内相关文献回顾

我国医院行业信息披露制度比较落后，医院的众多资料数据难以获取，因此国内在医院产业的研究无论是在研究内容的广度上还是研究内容的深度上都远落后于国外。查阅自1994年至今国内的主要经济期刊及相关书籍，此领域的研究主要集中在以下几个方面：

1.我国医疗市场的特殊性

丁涵章（1999）认为，医疗服务具有垄断性、不可替代性及生产和消费同时性三个特征，总结出我国医疗服务市场的特征包括：①特殊的卖方市场；②供需关系具有特殊的双重属性、综合性；③具有多层次、多方面的特殊制约性；④应有严格的市场规范。

史自强（1995）认为，我国医疗服务市场对医院发展的直接作用有5个：影响卫生资源配置和技术结构调整；调节供求关系；促进技术进步；拓展医院服务功能；提高医院管理和经营素质。

张鹭鹭（2002，2003）提出了转型时期医院可持续发展的特征：坚持集约型发展模式，发展能力体现在临床学科综合发展能力上；人力资源配置的合理性是基础；而核心是医院科技进步水平。白常凯、张鹭鹭（2000）在调查的基础上，对某市城乡全部县及县级以上的医院的供给能力、技术效率、配置效率、配置公平性、技术效率与配置效率的相互作用进行了实证研究。

国内学者关于医疗服务市场信息不对称的研究主要集中在两个方面：一是利用信息经济学信息不对称理论来分析医院、医生和患者、患者和医保机构以及医保机构与医院之间存在的信息不对称及其对所产生的医院、医务人员等供方的诱导需求行为，患者的过度消费行为。二是医疗服务市场信息不对称程度的测算。卢洪友、连玉君、卢盛峰（2011）使用随机前沿函数对我国医疗服务市场上医患双方的信息程度及其对最终的医疗服务价格的影响效应进行了实证测度，结果表明医院双方掌握的信息因素对最终医疗服务价格的形成具有重要影响，几乎所有患者都被迫接受一个高于公正基准价格的价格。

朱生伟（2006）总结了我国医疗服务中的供给诱导需求主要表现为过度检查和过度用药，并将过度检查称为"撒大网捕小鱼"现象，过度用药表现在"多用药、用贵药"，药物在医疗费用中的比例1995、2000、2003、2004年分别占64.2%、58.6%、54.7%和52.5%，分析诱导需求原因是包括医疗服务本身的信息不对称、需求弹性小、医疗服务质量的不确定性以及规制的缺陷。分析的诱导需求的后果是一方面造成医疗费用增高，这是最直接的后果；另一方面是使医源性疾病增加，损害患者健康。

对于医疗卫生服务的性质也有不少学者从财政学视角进行分析，将医疗卫生服务划分为卫生服务和医疗服务，再将医疗服务划分为基本医疗服务和特需医疗服务，卫生服务包括疾病预防和控制、传染病的防治、健康教育等，具有较强的非排他性和非竞争性，近似地认为是公共物品，认为应当由政府提供；而医疗服务中的基本医疗服务既具有私人物品的性质又具有公共物品的性质，因此归入准公共物品，所以在提供上既可以是政府提供，也可以是私人提供；而特需医疗服务以及昂贵的专科服务，归入私人物品范畴，与家庭的支付能力密切相关，由市场来提供（杜仕林，2007；程晓明，2007）。

2.医疗体制改革方向的争论

关于我国医疗体制改革方向一直都是学者们争论的焦点，主要有两种观点：政府主导论、市场化和社会市场合作模式论。政府主导论者强调政府在医疗领域特别是基本医疗领域的主导作用，把实现基本医疗服务公平作为优先原则（葛延风，2005；李玲，2006）。市场化论强调市场对资源的基础配置作用，医疗服务机构的公平竞争有利于提供服务效率（周建，2005；宋晓梧，2006；邢予青，2006等）。2009年4月颁布的《关于深化医药卫生体制改革的意见》明确了新一轮医疗卫生体制改革的方向是政府主导型的医改，从而结束了"政府主导"与"市场化"的争论。

3.政府财政补偿机制

关于公立医院财政补偿机制方面的研究主要集中在两方面：其一是政府对公立医院的投入、补偿责任，学者们主要从公立医院的服务产品性质、公立医院功能定位及责任、公立医院承担的政策性亏损、公立医院的出资人四个角度展开论述的；其二是对现行政府财政补偿机制的弊端进行分析，主要是补偿方式的不合理、投入不足。相应的建议主要有明确补偿范围，结合医疗保险第三方付费方式改革，由直接补供方转向由医保报销间接不补需方（俞卫，2011）。

4.医疗服务价格、药品价格及政府管制

对于我国公立医院政府管制方面的研究主要集中在医疗服务价格管制上，学者们在对我国医疗服务价格政策的演变历史回顾的基础上，分析了按项目付费支付方式下政府所管制医疗服务价格存在的不合理的地方以及与公立医院"多开药、开贵药、大处方、多检查"等行为的关系。这方面的文献有刘丽杭（2006）、朱恒鹏（2007）、杨龙（2010）、张二华和李春琦等（2010）、陈钊和刘晓峰等（2008），等等。

5.公立医院的双重垄断地位

关于公立医院垄断地位的分析主要从两个方面分析：一是在

医疗服务提供市场上公立医院尤其是大型公立医院处于绝对垄断地位，这源于公立医院拥有资源优势，加上目前我国尚未建立就医选择约束制度，居民可以自由选择就医医院，大医院也是居民看病的主要场所。服务市场的垄断地位也决定了公立医院在药品批发市场上的垄断地位：我国长久以来所形成的居民就医习惯"看病才能买药"，使公立医院成为药品批发市场上最大的批发商，在和药品供应商交易过程中，公立医院拥有绝对的话语权，即公立医院的双重垄断地位（朱恒鹏，2007；张二华、李春琦等，2010）。二是公立医院垄断地位所造成的影响。学者们主要是结合医药价格机制探讨公立医院垄断地位如何加剧公立医院"医药养医"问题的。

6.医院管理体制

关于我国医院管理体制的研究主要集中在两方面：其一是对我国现行医院管理体制弊端的分析，主要弊端有3个：①在产权主体缺位、职责分散和多层级多委托代理人的委托代理问题；②权益关系不清晰，即国有资产产权、政府监管权、法人经营权没有明确界定，缺位、越位、不到位同时存在；③缺乏有效的激励约束机制（李卫平，2006；夏冕、张文斌，2010）。其二是未来管理体制模式。学者们给出的思路是建立完整的公立医院法人治理结构，建立三层治理结构，实现委托人与代理人之间的最短路径：首先，国家建立公立医院出资人制度，塑造公立医院国有资产的所有者代表来代表全民形式出资人权力，目前公立医院改革试点中形成了国资委下的公立医院管理中心、卫生行政部门下的公立医院管理中心以及独立于政府机关的医院管理局三种模式。其次，完善法人治理结构，理顺所有者与经营者之间的关系，成立公立医院理事会、监事会，明确医院的决策权、监督权和经营权。最后，完善行业监管体系，加强法律法规建设（梁铭会、邓利强等，2007；夏冕、张文斌，2010；李卫平、周海沙等，2005；李芬，2010）。

第二节 企业非效率投资相关文献回顾

投融资决策一直是现代金融理论的核心问题之一，关于投融资问题的研究也是国内外学者们研究的热点问题之一。Modigliani and Miller在1958年证明在完善的资本市场中，企业的投资决策是独立的。然而，市场是不完善的，企业的投资决策依赖于自身的财务因素，比如说现金流量，市场不完善会导致企业投资决策的扭曲，使投资支出超过或者低于最优水平，出现投资的非效率：过度投资和投资不足。关于企业非效率投资的研究国内外文献很多，主要集中在非效率投资动因的理论解释和度量两个方面。

一、企业非效率投资动因的理论解释

对于企业非效率投资的动因学者们主要从委托代理关系、信息不对称、管理者特质、规制环境以及公司治理五个方面进行了理论解释。考虑到与本文研究的相关度，我们只对委托代理理论、信息不对称和规制环境三个角度进行文献回顾。

1.委托代理理论与企业非效率投资

依据现代企业理论，委托代理关系广泛地存在于企业利益相关者之间，比如股东与管理者、债权人与企业、大股东与小股东等等。由于委托人与代理人的效用函数不一样，委托人追求的是自己的财富最大化，而代理人追求自己的工资津贴收入、奢侈消费和闲暇时间最大化，这必然导致两者的利益冲突，因此如果没有有效的制度安排，企业以上各委托代理双方不可避免地存在着矛盾冲突，并可能由此引起企业非效率投资。用委托代理理论解释企业的非效率投资多集中在研究股东与管理者之间代理冲突。

（1）股东与管理者之间代理冲突的自由现金流量过度投资

在企业委托代理问题中，所有者与管理者之间的代理冲突一直都是学者们关注最多的研究命题。Grossman and Hart（1982）认为，当企业拥有较高的自由现金流量时，会诱使管理层实施构建"商业帝国"的战略；随后，Jensen（1986）从经理人和股东之间的不对称信息和利益冲突出发提出了自由现金流量理论，认为现代企业管理权与所有权相分离，这种委托代理关系会导致管理者和股东之间发生冲突，出现投资决策的扭曲，即投资于一些NPV小于零的项目，使企业成长超过最优规模，出现投资过度，如果企业的现金流量比较充足，这种现象将更严重。管理者之所以会以牺牲股东的利益为代价来追求企业规模的扩张，原因在于：一是企业规模扩大会增加管理者可控制的资源从而增加其权力；二是管理者的报酬与企业增长相联系；三是企业通过职位晋升而不是年复一年的奖金激励中层管理者的这一趋势，也创造了一个强大的倾向于增长的组织偏见。Conyon and Murphy（2000）指出，因为代理问题的存在，相比小公司，大公司的管理层能够收到更高的薪酬福利，除此之外，Dyck and Zingales（2004）认为，管理层还能够在经营过程中获取不菲的控制权收益，比如声誉等。

Stulz（1990）从管理者在职消费角度研究过度投资，他认为在众多可能导致管理者偏离股东财富最大化目标原因中，比如通过企业投资实现自身投资最大化、获得更多的薪酬及社会声望等等，管理者更渴望获得较多的在职消费机会。Stulz认为，管理者可能将所有可获得的资金投资于所有可获得的新投资机会，以便获得较多的在职消费。当然，管理者首先偏好投资于NPV为正的投资项目，尔后将多余的资金投资于坏项目，从而出现投资过度。

对这一部分的研究，国内学者主要是通过选择合适的过度投资度量模型，用我国上市公司的数据来验证Jensen（1986）自由现金流量假说，验证结果表明，在我国上市公司中存在严重的自由现金流量过度投资，比如李丽君（2010）等。

（2）管理者持股所引发的股东与管理者代理冲突

如果存在管理者持股情况，那么还会出现股东与管理者之间的第二种代理冲突（Grzegorz Pawlina，2005）。Amihud等（1981）

发现：在缺乏大股东的情况下，公司管理层掌握了公司的决策权，如果缺乏有效的监督，管理层会进行无效率的多元化投资来侵占公司股东的利益。Morck, Shleiferand Vishny（1988）提出壕沟防御假说认为，管理者持股可能使管理者权力更加巩固，从而削弱监督机制，管理者以牺牲股东的利益来追求自己的利益，这个假说预测管理者持股将带来更多的代理冲突。这种假说显然不同于Jensen and Meckling（1976）提出的利益趋同假说（convergence—of—interest）。利益趋同假说认为，管理者持股会降低管理层和股东之间的代理问题。即随着管理者持股比例的提高，管理者偏离价值最大化目标的成本会下降。也就是说，管理层持股有助于降低代理成本，从而改善企业业绩。

国内学者胡国柳（2006）发现，在我国特有的制度背景下，管理层持股没有起到抑制企业过度投资的冲动的作用，相反却为他们进行过度投资提供了机会和权力。而程哲（2011）用2003—2006年沪深上市公司数据则证明了我国上市公司管理者持股的协同效应的存在。胡建平（2009）以我国股权分置改革成功的967家上市公司为样本，证明管理者持股对自由现金流量过度投资控制有一定的作用，但作用不明显。

2.信息不对称理论与企业非效率投资

所谓信息不对称，也称为非对称信息，是指从事交易活动的双方对交易对象以及环境状态的认识相异，交易的一方比另一方拥有更多的相关信息，从而对信息劣势者的决策造成不利的影响。发生在当事人签约之前的信息不对称称为事前不对称，采用的博弈模型是逆向选择；发生在当事人签约之后的信息不对称称为事后不对称，采用的研究模型为道德风险。研究信息不对称对企业投资行为的影响理论中，最有代表性的是融资约束理论。

Jensen and Meckling（1976）分析了股东和债权人之间由于信息不对称所产生的利益冲突，他指出，在现代公司里，负有限责任的股东有动力投资比贷款合同中所限定的风险更高的投资项目，出现资产替代现象，而资本市场的债权人为了降低融资契约签订后的资产替代风险，则会在契约签订前加大提供融资的砝码，包括提高利率、信贷配给或对投资或融资施加限制条件等。如果相关契约条件十分严格，就很可能限制股东进行投资的能力，导致投资不足。

Myers（1977）认为，股东和债权人之间还可能产生基于道德损害所引发的投资不足：由于债权人拥有企业破产时的优先偿还权，股东可能会认为企业创造的价值被债权人占有，在投资项目的总净现值还未达到贷款额度时，就没有动力实施更多的投资项目，包括净现值大于零的项目，出现投资不足。

Jaffee and Rusesl（1976）和Stiglitz and Wiss（1981）认为，债权人与股东之间的利益冲突也可能引发逆向选择而导致企业投资不足。在项目完工之前，债权人实际上是无法得知项目净现值的正负情况，即债权人处于信息劣势地位。为了降低这种劣势地位所带来的风险，债权人可能会减少甚至放弃对企业的贷款，或是提高贷款利率，导致企业融资成本增加。Stiglitz and Wiss（1981）认为，如果企业内部可利用资金不能满足投资所有净现值大于零的项目，那么企业就可能因为不愿意负债而放弃净现值大于零的投资项目。Jaffee and Rusesl（1976）认为，融资成本的增加使企业按市场均衡利率计算出的投资项目净现值可能从正转负，迫使企业不得不放弃投资项目而出现投资不足。

以上综述了债权人与股东之间信息不对称所引发的资产替代、逆向选择、道德损害等问题，这些问题会导致企业出现投资不足。债务对投资的这种机制，有学者将其称为负债的相机治理作用：按期支付固定的本金和利息将减少企业自由现金流量的数量，从而抑制经理层对闲置资金滥用行为，同时债权人的监控使经理层面临控制权转移的风险，抑制经理的损害股东利益过度投资行为（Titman，1984；John and Senbet，1988；Heinkel and Zechner，1990；Stulz，1990；Hort and Moore，1995；Lang等，1996）。

3.预算软约束与企业非效率投资

自La Portal et al.（1998）之后，学者们开始重视规制环境对公司财务与会计的影响。不少学者以及国内学者从预算软约束角度分析和解释企业的过度投资行为。

（1）预算软约束概念的阐述

预算软约束（soft budget constraint，缩写SBC）最早由匈牙利著名经济学家Kornai于1979年提出，其对预算软约束的描述是："当社会主义国家的国有企业一旦发生亏损或面临破产，其经理预期会得到国家的财政支持，而国家出于自身利益考虑，通常会通过追加投资、减免税或提供其他补贴，以确保其生存下去。"Kornai在其后来的文献（Kornai，1986、1998、2003、2009）又多次对预算软约束的概念进行补充界定。Kornai（2003）指出，预算约束体和支持体是预算软约束发生的两个主体，如果预算约束体的收入小于支出，在没有外部援助帮助其弥补亏损时，就会产生赤字，企业就难以继续存活，这时预算约束是硬的；反之，当预算支持体对预算约束体进行亏损弥补时，预算约束就是软的。

科尔奈（2009）在阐述医疗行业预算软约束时对预算软约束概念做了再次澄清：预算软约束不等于救助，不是某一次的救助行动，而是一种出现在决策者脑海里的情感状态，是一种特殊的预期，即如果任何困境出现时都预期会受到援助，那么预算约束就是软的，组织会依据这一预期对其行为进行调整。组织也可能因其他原因出现获得救助的预期，比如处于垄断地位，提供不可或缺的服务，确信不会被预算支持体放弃，或者与支持体有很好的政治或私人关系，而预期会获得救助。

虽然科尔奈最初提出预算软约束概念是基于社会主义经济背景下的企业提出的，但科尔奈本人以及后来的研究者发现预算软约束这种现象并不是社会主义经济所独有的，在混合经济甚至是资本主义经济也普遍存在，并且这种现象并不仅仅存在于国有企业中，也存在于民营企业中，甚至存在于高校、医院等非营利性组织中。

（2）预算软约束与非效率投资

Kornai（1986）从宏观上分析预算软约束会导致社会主义国家出现投资饥渴。他指出企业只有确定投资项目的未来净现值大于零时才会真正开始投资，确实在一个充满不确定性的世界里，每个决策者都存在不同程度的风险厌恶，因此，如果预算约束是硬的，因为害怕投资失败，投资资源的总需求不会无限扩大，而是受约束的，即在投资决策中存在自我约束机制。投资资源的需求与其供给之间的这种对称关系就蕴含在瓦尔拉斯规则中。然而，在大量的投资者面临预算软约束时，这种对称关系就会丧失。因为能获得救助，企业的经理们即使预料到未来会发生亏损，也会上马项目，投资中的自我平衡机制被打破，出现过度投资。

国内学者基于我国新型市场和转轨经济的特殊规制环境，研究预算软约束对非效率投资的影响。就分析的角度来说，主要有以下三个：第一，基于国有企业承担政策性负担视角。黎精明、唐霞（2011）认为，由于国有企业承担社会负担，政府对其进行政策性补贴，干扰和扭曲了资本要素价格，从而导致过度投资。第二，从地方政府对国有企业的干预视角。比如程仲鸣、夏新平等（2008）从政府干预和企业组织结构；唐雪松等（2010）从政府出于保持地方GDP增长的动机干预企业投资，导致企业投资过度；张洪辉、王宗军（2010）认为，出于政治目标，政府会对上市公司的投资行为进行干预，出现过度投资；谭燕（2011）通过经验数据证明地方上市公司数量越少，上市公司的经济影响力越大，上市公司越容易过度投资，过度投资程度越高。第三，结合1996年以后国有企业"拨改贷"政策后，政府干预国有企业和政府干预银行向国有企业提供银行贷款所形成的双重预算软约束。从这个角度分析的有章文芳等（2010）。

二、非效率投资的度量

国外文献中企业非效率投资的度量方法大致可分为两种：

1.通过投资支出对现金流量的敏感性来判断

主要有"FHP的投资—现金流敏感性模型"和"投资—现金、成长机会模型"两种经典计量模型。

（1）FHP的投资—现金流敏感性模型

为了验证投资对现金流的敏感程度，Fazzari等（1988）在传统的投资决定模型中加入现金流变量。一般来说，内部融资成本比外部融资成本低，在公司拥有较好的投资机会情况下，如果面临较严重的外部融资约束，公司投资支出会更依赖于内部自由现金流，现金流量的系数就会显著为正，且公司面临的融资约束越强，投资支出对现金流就越敏感，现金流的系数也就越大。

自Fazari et al.（1988）之后，研究者们改变了研究思路，通过研究投资对现金流量的敏感程度来验证企业投资不足的假设，这些研究都证明投资对内部可利用资金具有很强的依赖，并将此解释为投资不足问题的证据。事实上通过投资对现金的敏感程度验证结果并不能解释投资不足，因为在内部资金充裕的情况下，管理者也可能投资NPV小于零的项目，出现投资过度。尽管如此，FHP的研究思路仍被不少学者在研究中借鉴，国内学者张祥建和徐晋（2005）、朱红军（2006）等。

（2）Vogt的现金流与投资机会交叉项判别模型

为了克服FHP模型的不足，Vogt（1994）在模型中引入了现金流与投资机会的交叉项来判断企业投资的过度与不足。基于融资优序论，拥有高成长机会的公司投资会更依赖于自由现金流量，交叉项系数就表现出显著为正。而基于自由现金流量理论，低成长机会的公司拥有较多自由现金流量时，如果投资与自由现金流量之间仍然存在高度的敏感性，那么公司就是出现了过度投资，交叉项系数就表现出显著为负。

学者们认为，该模型虽然能够判断企业究竟是出现了投资不足还是投资过度，但是无法衡量投资不足或投资过度的程度。国内不少学者在研究中借鉴该模型，比如梅丹（2005）、张纯和吕伟（2009）、饶育蕾和汪玉英（2006）等。

2.通过实际投资支出与最优投资支出对比判断

最早使用这种方法是Hovakimian（2002），通过计量企业每年度投资对成长性（托宾Q）的横截面回归，来估计企业的平均正常投资水平，然后用企业实际投资支出与正常投资支出之差作为企业过度投资程度的度量。Richardson（2003）、Morgado（2003）、国内学者秦朵、宋海岩（2003）以及Richardson（2006）等在后来的实证中也证明这种方法的可行性，但实证中被学者们广泛借鉴的是Richardson（2006）的会计残差模型。

Richardson将公司的投资进行了分解，如图2-1，首先将总投资分解为维持性投资和新增投资两部分，又将新增投资分解为预期新增投资和非预期投资。事实上，这里的预期新增投资就是企业的最佳或者最优新增投资，非预期投资就是企业的非效率投资。这种分解方法提供了一种新的度量非效率投资的思路，企业的非效率投资的度量可以采用间接方法，即通过度量企业的最优新增投资，然后用新增投资减去最优新增投资得出。并构建如下新增投资回归模型：

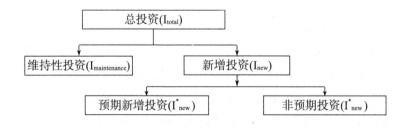

图2-1　投资分解图

$$I_{new,\ t} = \beta_0 + \beta_1 v/P_{t-1} + \beta_2 Leverage_{t-1} + \beta_3 Cash_{t-1} + \beta_4 Age_{t-1} + \beta_5 Size_{t-}$$

$$_{1+}\beta_6 Stock\ Return_{t-1}+\beta_7 I_{new,\ t-1}+\sum Year indicator+\sum Industry indicator$$

其中v/P_{t-1}为投资机会变量，其余变量包括资产负债率、现金持有额、企业成立年数、企业规模、股票收益率及新增投资滞后一期等影响企业投资的变量。模型拟合结果为公司预期投资，而模型残差$\sum$为不能被影响正常投资支出变量解释的部分，即为投资分解图中的非预期投资部分。如果残差$\sum$大于零，为投资过度；如果残差$\sum$小于零，则为投资不足。残差绝对值的大小代表着公司过度投资或者投资不足的程度。

Richardson（2006）残差度量模型不仅克服了FHP（1988）模型无法判断过度投资与投资不足的缺陷，而且克服了Vogt（1994）模型无法具体衡量过度投资、投资不足程度的缺陷，被国内外学者广泛借鉴。但是，传统经济学认为，最优投资水平应当是在信息完全对称且企业内部不存在代理问题的情况下完全由企业投资机会决定的投资规模，而在Richardson的模型中，不仅包含投资机会变量，还包括资产负债率、现金存量、企业成立年数、企业规模等变量，显然该模型拟合出的所谓的预期投资I^*_{new}并不是企业的最优投资。

对于最优投资的确定，Artur Morgado（2003）通过构建二次式模型验证企业价值最大时的投资为最优投资，企业出现投资不足或投资过度都会是企业的价值低于其最大价值。国内学者秦朵和宋海岩（2003）将企业成本最小点上的投资作为最优投资。国内学者在借鉴Richardson的会计残差模型时，结合我国的实际情况对其模型进行修改，主要表现在对成长机会变量的修改，如王彦超（2009）等，也有直接借用的，如谭燕等（2011）。

当然，学者们除了采用以上三种经典模型来判断企业是否出现非效率投资，也有学者采用其他方法，比如汉科尔和李凡特（2001）用资本支出增长率是否超过销售成本增长率来判断公司是否存在随意性资本支出，如果资本支出增长率超过销售成本增长率，则存在随意性资本支出，否则就不存在。

第三节 医院投资支出及非效率投资研究

医院投资支出及非效率投资的研究多是在借鉴企业基础上开展的，相关的文献不多，以下我们按照由国外到国内的思路进行综述。

一、国外医院投资支出研究综述

1.医院投资支出决定的影响因素

国外文献认为，医院投资支出的主要影响因素有市场因素、运营因素和筹资因素等。

（1）市场因素

有文献认为，医院投资支出主要取决于医疗市场因素，比如市场需求、竞争和规制环境。在这些因素中，研究最多的就是市场需求变量，一般用人口数和人口年龄、医疗服务的支付能力和市场中医生供给数量。Dunkelberg, Furst and Roenfeldt（1983）和Robinson and Luft（1985）通过经验证据证明这些因素和医院投资支出有明显的相关关系。另一个影响投资支出的重要市场因素是竞争，美国卫生财务管理协会（HFMA）2004年在发展报告中提到医院之间的激烈竞争会促使医院增加投资支出以扩张或者维护已有市场份额。Tae Hyun Kim and Michael J. McCue（2008）使用经验数据验证结果表明市场保护因素和投资支出没有明显的相关关系。Hillman et al.（1987）、Hirth, Chernew and Orzol（2000）的经验数据发现竞争和医疗技术设备支出存在正相关关系。

（2）运营因素

Ashby（1984）研究发现除了市场因素以外，医院运营状况也是影响医院投资的重要因素之一。Calem and Rizzo（1995）认为，如果医院现存的资产服务能力已经饱和，那么医院床位使用率的增加将会促使医院投资支出增加；另外Dunkelberg, Furstand Roenfeldt

（1983）和 Gentry（2002）发现，由于资本强度会影响医院贷款信用，而医院多样化的复杂服务可能是资本强度的一个替代变量，因此服务的范围和服务强度的增加将最终带来医院资本支出的增加。

（3）筹资因素

Tae Hyun Kim and Michael J. McCue（2008）认为，既然投资支出通常需要大笔资金，因此资金的可利用性及筹资决策对医院投资支出也非常重要。大量文献已经证明，流动性、现金流量和负债融资是影响资本支出的关键财务因素。Calem and Rizzo（1995）使用非营利医院的面板数据发现医院固定资产投资和内部资金的可利用性紧密相关。除流动性外，不少研究证明现金流量在投资支出中的重要性。最近的研究Gentry（2002）也表明，经营活动现金流和非营利医院的投资活动紧密相关。

Wedig, Hassan and Morrisey（1996）认为，资金成本低的免税债券的可利用程度将对非营利医院发行债券的冲动，利用加利福尼亚医院的例子，发现非营利医院固定资产投资与债券发行有着紧密的关系。同样Gentry（2002）检验了借款如何影响非营利医院的固定资产投资。这些结果都表明在正确确定负债和投资的内生关系后，负债的增长和医院投资紧密相关。

2.国外医院非效率投资研究

国外针对医院非效率投资的研究文献主要集中在非效率投资的原因分析上，并且主要是集中在非效率投资中的投资不足研究上。比如paul S. Calem and John A.rizzo（1995）以公司融资约束理论为基础，借鉴FHP模型构建了以新增固定资产投资率为因变量，以成长机会（以总床位天数增长率为替代变量）、运营因素（包括医院固定资产人力成本、每床位全职员工人数、床位使用率等变量）为自变量和医院所在地区、是否教学医院为控制变量的实证模型，以1985—1989年的非营利医院数据为样本数据，验证这些融资约束对美国非营利医院投资支出的影响，以探寻美国非营利医院这一时期出现投资不足的原因；Reiter（2008）也是借鉴FHP模型构建了包括以市场因素和运营因素为成长机会变量，以内部自由资金和债务融资作为融资因素变量的实证模型，来验证美国非营利医院1995—2000年所遭受的融资约束是否会导致其投资不足。实证结果表明，外部债务市场的信贷收紧确实增加了医院投资支出对内部现金流量的敏感性，并以此结论作为依据预测美国爆发次贷危机后非营利医院同样面临外部融资约束，也可能会导致投资不足。Tae Hyun Kim and Michael J. McCue（2008）同样是借鉴FHP模型对美国1997年平衡预算法案后非营利医院所遭受的融资约束是否导致投资不足进行检验。

二、国内医院投资支出研究综述

国内关于医院资本支出研究文献不多，主要涉及：（1）对公立医院从学理角度分析了投资规模过大所带来的风险（郑大喜，2010）。（2）医院规模经济效益分析，从经济学中规模经济理论为基础从生产要素投入视角对医院规模经济效益进行了理论分析及模型的构建研究（郑大喜，2010；匡莉，2011；赵志宁等，2011；李显文，2011；王箐、魏健，2011；简伟研等，2011）。（3）医院规模现状分析，采用基本的财务分析方法对医院的规模效益进行趋势分析（欧阳静、陈煜等，2011）。（4）医院资本支出决策工具研究，引进公司财务中的净现值法等动态投资分析法（戴文娟，2011；等）。

第四节　对已有文献的评析

企业非效率投资不管是在研究内容视角上还是在研究内容的深度上都大大超过了医疗机构，为我们开展医疗机构非效率投资研究启发了思路，提供了借鉴。但医疗机构毕竟不同于企业，其提供的服务是使患者健康水平的恢复，如以往文献中所述不仅服务产品明显不同于普通企业产品，具有自身特性，其所在服务市场的市场结构、竞争形态也明显的不同于普通产业，从而导致其行为模式也不同于普通企业。所以我们在研究医疗机构投资行为时必须考虑医疗市场、医院产业的特性。

国外学者从不同视角对医院的投资支出进行了研究，比如研究财务约束、市场业绩、运营因素、医疗技术等对医院投资支出的影响，这些研究的不足：（1）只是从某个视角对医院投资支出的决定因素进行了研究，研究比较零散，不成系统；（2）都是以民营非营利性医院作为研究对象，对于以政府投资为主体的政府医院或者叫公立医院文献中基本没有涉及。公立医院是政府投资兴办的非营利医院，其资金使用受到政府预算的约束，同时要履行政府赋予其特定的义务和责任，这些都会影响到其投资行为；国外关于医院投资支出研究基本上都是以投资不足为背景的，这和我国当前出现的公立医院盲目扩张的背景不同。另外，我国的经济大环境不同于国外，目前仍处于经济转轨时期，计划经济体制下的制度弊端还深深地存在于医院产业中，比如公立医院管理体制、补偿机制、监管激励机制、医疗保险覆盖面及支付方式都还存在极大不足，加上我国的行政管理体制也不同于外国政府，这些制度背景都是深深地影响着公立医院的行为，自然也影响着公立医院的投资行为，在研究时必须考虑这些因素。

国内学者对医院投资支出的研究主要集中在：运用经济学中"规模经济理论"分析公立医院规模过大的风险，研究结论缺乏经验证据，较少的几篇实证研究也存在一些不足：限于数据可得的影响，仅仅使用政府公开的统计年鉴中床位数，采取抽样的方法，对样本医院床位变动进行了趋势分析，虽然传统意义习惯使用床位数来代表医院规模，但在医疗技术发达的今天，医疗设备在医院发挥着不可忽视的作用。另外，在分析中没有对混杂因素进行控制，必然使结果不准确。

我国公立医院尤其是城市公立医院，自20世纪末就开始了规模扩张趋势，医学与哲学杂志2005年11月的一篇文章《约束大医院无限扩张的冲动》激起了人们对公立医院规模扩张行为的审视，从那时起，"公立医院恶性扩张"的声音就没有停止过。在公立医院过度扩张行为的争论中，有人认为是因为公立医院所有者缺位，从而形成医院管理者内部人控制造成的；也有人认为是无限扩大的医疗需求造成的"需求拉动型"，是满足医疗需求的正当行为。所以会有这样的争论，是因为没有科学的方法去评判公立医院是否出现了过度投资行为，国内现有的文献仅仅从学理上进行分析，缺乏有力的经验证据支持，是不科学的，也不足以成为政府制定相应政策的依据。

本研究将在借鉴国内外关于投资支出的相关研究，结合我国公立医院的实际情况，从经济学、管理学、社会学等学科寻找公立医院过度投资行为的理论基础，进而提出假设，构建模型，并以B地区公立医院2005—2009年的实际数据进行验证，为新医改中解决医疗资源配置效率问题以及公立医院过度投资治理问题提供经验依据。

第三章 公立医院过度投资的制度背景分析

制度是一系列被制定出来的规则、守法程序和行为的道德伦理规范，广义的制度包括正式的和非正式的规则，这些规则旨在约束追求主体福利或效用最大化的个人行为，它不仅约束人的行为，还影响着资源配置的效率，制度甚至成为影响各国经济增长和经济发展的最重要因素（诺思，1999）。制度与组织行为因为激励与约束这两个因素而发生关联，不同制度具有不同的激励和约束的可信性，而不同的激励和约束自然影响组织做出的最优决策。我国公立医院是政府兴办的非营利性事业单位，是计划经济体制下的产物，随着经济的发展，新问题的不断出现，政府也在不断地对公立医院的体制进行改革，这些改革既影响着普通医务人员的行为，更影响着公立医院管理者的决策行为。本章将从医院产业、我国医疗服务体系与公立医院、我国公立医院的管理体制与激励机制现状、医疗服务价格管制与付费方式以及公立医院的现行财政补助机制等方面对我国公立医院所面临的制度背景进行系统的介绍和分析。

第一节 医院产业

医疗服务市场与一般商品市场的差异性，一直都是学者及政策制定者最为关注的话题。Phelps（1997）指出，医疗服务市场的主要特性包括：不确定性、信息不对称、外部性、医疗保险的介入、政府干预以及非营利性厂商扮演重要的角色等。其中最基本的就是不确定性。首先，疾病的发生具有很大的随机性，生病的时间和病情无法提前预知；其次，疾病的治疗也具有很大的不确定性，即治疗所需的时间和最终的疗效很难确定。因此，不确定性的广泛存在是医疗服务区别于其他商品的一个最明显标志。除此之外，卫生经济学中提到的不确定性还包含另一层含义，即差异性：既然疾病是多种多样的，那么相应的治疗方法也千差万别，由此带来的投入产出效率也就有很大的不同。

医疗服务市场涵盖范围很广，包括传统的医院产业、制药产业及新兴的生物技术产业等各种医疗相关产业等，其中所占比重最大就是医院产业。在此只介绍医院产业的特殊性。

一、医院产业的特殊性

1.医院服务产品的特殊性

首先，不同医院之间提供的医疗服务是有差别的，比如医院的产权属性（公立或私立）、所处的地理位置、提供服务与技术的水准、就医环境及医护人员的配置情况等。其次，医院服务具有不能转售的特性。再者，患者就医偏好存在差异性，在患者看来，不同医院之间并不能完全替代。基于这三项特性，经济学文献中一般把医院市场定义为"差别产品"的寡头市场。

2.医疗保险制度的介入

如果仅从医院产品的这三个特性看，医院产业与像教育产业等其他生产特殊产品的产业相比并无不同；但由于医疗保险制度的介入，使得医院产业展现市场力量的方式与其他产业存在极大差异：在一般的"差别产品"寡头市场中，厂商展现市场力量主要是以价格的决定为主。但在医院产业中，由于医保机构"第三方付费"制度的存在，价格的主控权转移到政府或保险厂商手中，医院通常不具有价格的主导能力。所以，医院产业展现市场力量的方式，取决于保险人所设定的支付制度方式。目前，国际上主要的支付方式包括"按项目付费""总额付费""按人头付费""按服务单元付费"和"按病种付费"五种。"按项目付费"为后付费方式，在这种付费方式下，医院之间的竞争主要是以非价格的形态为主。后四种付费方式是预付费方式，医院之间的竞争行为将朝向成本竞争和价格竞争。20世纪80年代中期以后，世界许多国家开始采用预付费支付方式，比如加拿大的CMGs（Case Mix Groups）、英国的HRGs（Health Resource Groups）和HBGs（Health Benefit Groups）、澳大利亚的ANDRGs（Australia National DRGs）就属于按病种付费方式。

3.医院服务市场的信息不对称

医院服务市场的信息不对称主要表现在三个方面：

首先，是患者与医疗服务提供者之间的信息不对称。医疗服务提供方一方面是患者的代理人，提供各项诊断信息和治疗建议给患者；另一方面又是医疗服务的提供者。在信息不对称的情况下，医疗服务提供方的双重角色使其面临患者利益与自身利益的代理冲突，即医疗服务提供者有可能利用自己的信息优势诱发患者需求，以满足自身的利益，这就是通常所说的"诱导需求"。诱导需求的直接后果就是医疗费用的不合理增长，国际上治理诱导需求的对策主要有两种方式：一是通过支付制度改革改变服务提供者的财务诱因，减缓诱导需求；另一种是政府管制，直接限制各项医疗服务资源的供给量，比如限制医院的兴建和仪器设备的购置，消除诱导需求的潜在来源。

其次，保险人和消费者之间的信息不对称。在医疗保险市场上，保险人因缺乏足够的信息验证消费者所患疾病的性质与适当的治疗方式，而形成消费者的道德风险。这种信息不对称的后果表现在两个方面：其一，是消费者过度使用医疗服务；其二，就是消费者不去搜寻和消费最低价格的服务。为解决消费者的这种道德风险，美国从两处着手：通过管理式医疗组织帮助患者搜寻市场上的最低价格，同时对患者的"自由就医"权利进行限制，比如实行"社区首诊"制度。

最后，保险人、监管方与医疗服务提供方之间的信息不对称。理论上保险人、监管方应该能完全掌握医疗服务相关信息，但在实践中，受技术条件限制，获取完全信息的成本是非常高昂的。并且作为服务提供方的医院，出于自利动机，在上报信息时并不完整上报，而是有选择的上报，甚至扭曲、谎报信息。在技术成本限制和供方自利行为共同作用下，监管方不能完全掌握医疗服务信息，更谈不上实时掌握相关信息，其监管能力必然受到削弱。

医疗服务市场上的信息不对称可以用图3-1表示：

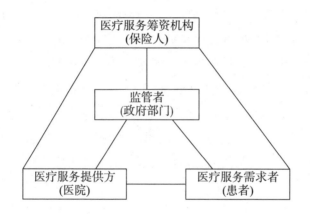

图3-1 医疗服务市场上的信息不对称

4.政府对医院产业的管制

由于医院产业的前述特殊性，各国政府都对医院市场进行行业管制，主要管制范围包括价格管制和资本支出管制，其中资本支出管制包括新医院的准入和已有医院的扩建以及医疗设备管制。政府对医院进行管制的原因，一方面是为了控制医院支出的过快增长，另一方面是通过管制实现消费者的交互补贴，比如我国对公立医院实行价格管制，以便以较低的价格为居民提供医疗服务。

5.医院产业中有大量的非营利医院及公立医院

医院市场上有许多非营利性的医院和政府直接经营的公立医院，使医院产业的厂商产权结构与其他产业大不相同。比如：加拿大的医院中有98%都是公立医院；美国医院中营利医院仅占12%；德国的营利医院、非营利医院和公立医院各占三分之一；2011年统计年鉴显示，截止2010年底，我国医疗服务体系中，县级及以上公立医院占比达到66.2%，县级以上非营利医院占比达到77.5%。

二、医疗服务的分类及产品性质

医学界将医疗卫生服务首先划分为卫生服务和医疗服务，再将医疗服务划分为基本医疗服务和非基本医疗服务两个层次。基本医疗服务是指对传染疾病、慢性病、职业病的预防、控制、免疫、妇幼保健等公共卫生服务和对常见病、多发病的医治。非基本医疗服务，也称为特需医疗服务，指医院在保证医疗基本需求的基础上，为满足群众的特殊医疗需求而开展的医疗服务活动，包括点名手术、全程护理、特许病房、专家门诊等形式。

经济学中，通常将产品（或服务）分为公共物品、准公共物品和私人物品。公共物品是指那些不论个人是否愿意购买，都能使整个社会每一成员获益的物品，其特征是消费上的非排他性和非竞争性。非排他性是指这一产品可以允许两个人以上消费，而要把任何一个人排除在消费之外，是不可能的或者其成本是非常高的。非竞争性是指一个人消费了这种公共物品，并不减少其他人可获得这一物品的数量，也就是说增加一个人消费这一产品的边际成本为零或非常小。一般来说，追求利润最大化的厂商没有动力去提供任何公共物品，所以公共物品一般由政府免费提供。私人物品具有明显的排他性和竞争性，一般认为私人物品可由市场提供。介于以上两种产品之间的是准公共物品，既可以由政府提供，也可以由市场提供。

笼统上讲，医疗卫生服务在消费中具有排他性和竞争性，因为一名医生在特定的时间内只能给特定的病人看病。从这个意义上看，医疗卫生产品应属于私人物品，但是一个国家国民健康状况关系到一个国家的持续发展和社会进步，从这个角度看，医疗卫生服务又具有公共物品的特征。按照以上对医疗卫生服务的分类，一般认为公共卫生具有较强的非排他性和非竞争性，近似地认为是公共物品，应当由政府提供；而医疗服务中的基本医疗服务既具有私人物品的性质又具有公共物品的性质，因此归入准公共物品，所以在提供上既可以是政府提供，也可以是私人提供；而特需医疗服务以及昂贵的专科服务，归入私人物品范畴，与家庭的支付能力密切相关，由市场来提供。

第二节　我国医疗服务体系与公立医院

一、医疗机构的分类管理

2000年卫生部颁发的《关于城镇医疗机构分类管理的实施意见》（卫医发［2000］233号）明确"非营利性医疗机构"是指"为社会公众利益服务而设立和运营的医疗机构，不以营利为目的，其收入用于弥补医疗服务成本，实际运营中的收支结余只能用于自身的发展，如改善医疗条件、引进技术、开展新的医疗服务项目等"。"营利性医疗机构"是指"医疗服务所得收益可用于投资者经济回报的医疗机构"。文件对"非营利性医疗机构"和"营利性医疗机构"界定可以从经营目的、经营任务、收支结余的分配、资产处置权以及国家政策五个方面进行区分，见表3-1。

表3-1　非营利医疗机构与营利医疗机构的区别

对比项目	非营利性医疗机构	营利性医疗机构
经营目的	为社会公众利益服务	追求投资者的经济回报
经营任务	主要提供基本医疗服务	自主确定医疗服务
收支结余	用于实业发展	投资分红
资产处理	归社会有关管理部门（出资方）	归投资处理
国家政策	政府办的享受政府财政补助； 执行政府规定指导价格； 享受相应税收优惠； 执行医院财务和会计制度	没有政府财政补助； 价格放开； 依法照章纳税； 执行企业财务和会计制度

　　显然，我国区分营利医院和非营利医院的标准主要在于收支结余的分配形式，非营利性医院的收支结余不能用于除自身发展外的其他目的，这一点和其他国家对非营利性医院的界定是一致的。按照资金来源的不同，我国的非营利性医院可以分为政府举办的非营利性医院和非政府举办的非营利性医院，且政府举办的医院均为非营利性的，但是非营利性医院并不全是公立医院，还包括社会资本以及私人资本投资兴建的不以营利为目的的医院。

二、公立医院的主要服务功能

　　我国公立医院的服务功能包括医疗服务功能、社会服务功能以及其他功能。

1.医疗服务功能

　　公立医院具有门诊和住院两类医疗服务功能，作为我国公共卫生医疗机构的主体，肩负着社会基本医疗保障和公共卫生服务的职能；同时通过较高的医疗技术水平和先进的技术设备，为社会提供复杂疑难疾病的诊断与治疗服务，如危重病的救治、急救服务，以及干部医疗保健服务和外事医疗服务等；此外为满足患者（尤其是一部分高收入全体）的特殊医疗需求还开展不同形式的特需医疗服务，特需服务内容包括服务内容特殊、设备特殊、服务时间特殊、服务主体特殊以及服务环境特殊五种类型。

2.社会服务功能

目前，我国公立医院主要承担的社会功能有：（1）向普通人群提供基本医疗服务，以及向贫困人群提供免费或低收费的基本医疗服务；（2）提供预防保健、健康教育、疾病控制等公共卫生服务；（3）应对突发公共卫生事件；（4）承担支边、支农、对口支援贫困地区基层卫生机构，培训医务人员，开展学术讲座、专家会诊等政府指令性任务；（5）从事医学教育和医学科研，引领医疗技术的发展。

3.其他服务功能

我国公立医院还发挥着其他服务功能，包括干部保健工作、援外医疗以及生产药剂等。据估计，已批准上市的中成药中有90%以上的品种是在医疗机构制剂的基础上开发出来的。另外，据统计，我国目前至少有九千多家医院领有《医疗机构制剂许可证》，拥有一定规模的制剂室，这其中既包括大型医院，也包括中小医院。

三、我国医疗服务体系的现状

新中国成立以来，我国医疗卫生事业虽然取得了巨大成就，但由于多方面限制，我国医疗服务体系仍存在重大问题，主要表现在以下几个方面：

1.医疗资源配置结构失衡，宏观医疗资源配置效率低下

主要表现在两个方面：一方面，城市和农村之间的不平衡，我国80%的医疗卫生资源集中在城市，且城市医疗机构类型也多，有公立的大型医院、民营医院、社区医院、社区卫生服务中心等等，而占全国总人口80%的农村却仅拥有全国20%的卫生资源，严重影响了农村医疗服务的可及性。另一方面，大中型医疗机构与基层医

疗机构建设不平衡，我国卫生资源呈现"倒三角"配置，80%的城市医疗资源集中在大中型医院中，和呈"正三角"的医疗服务需要不相匹配。城市大中型医院就医环境好，设备先进、齐全，医务人员业务水平高，吸引了大部分患者前来就医，出现人满为患；而社区医院就医环境不好，设备陈旧落后、简单，医务人员业务水平不高，甚至常常缺医少药，则表现出门可罗雀、无人问津。

2.医疗机构功能定位混乱

虽然在新中国成立之初，我国就建立了城乡两个三级医疗预防网，城市三级医疗网的构成为：一级医疗机构由街道医院、诊所、门诊部、企业医疗机构组成；二级医疗机构由区级医院和相同规模的企业医疗机构组成；三级医疗机构由所在市的省、市综合医院、教学医院、专科医院组成。农村三级医疗网的构成为：一级医疗机构由村卫生所及相近的企业医疗机构组成；二级医疗机构由区乡卫生院组成；三级医疗机构由区级医院、防治中心组成。但"文革"中，两个三级预防网均已断裂，名存实亡。

2000年，卫生主管部门所实施的医疗机构分级分类管理，按照功能和任务的不同将公立医院分为一、二、三级：其中一级医院是直接向一定人口的社区提供预防、医疗、保健、康复服务的基层医院、卫生院；二级医院是向多个社区提供综合医疗卫生服务和承担一定教学、科研任务的地区性医院；三级医院是向几个地区提供高水平专科性医疗卫生服务和执行高等教学、科研任务的区域性以上的医院（卫生部1989年11月颁布的《医院分级管理办法试行草案》）。政策的初衷是通过医疗机构的分级管理，不同级别医院赋予不同的社会功能，并通过服务价格的区别引导患者流向不同医院。然而，政策缺乏可行性，首先，各级医院之间只是在挂号费（诊疗费）和床位费上有一定的差别，且差别不大，比如挂号费只是区区几元钱而已，而在其他服务项目的收费上并没有差别，医疗服务属于生活必需品，需求的价格弹性不高，加上医疗信息不对称所导致的供方诱导需求的存在，如此微小的价格差异难以发挥政策制定者所预期的引导作用。其次，由于缺乏社会医疗保险覆盖，无法实现全人口定点医疗和双向转诊，在政府扭曲的价格政策的引导下，大型公立医院通过不断引进新技术、新项目来增强自身的技术实力和经济实力，形成了"马太效应"，使大医院越来越大，城市社区和农村卫生机构越来越萎缩。这种扭曲的价格机制与医疗行业的特点和患者求医的强烈质量偏好相结合，造成卫生资源越来越向城市大医院集中。有研究表明，大型公立医院所提供的医疗服务中有80%左右完全可以由基层医疗机构提供。而在大医院就诊的慢性病人中，有64.8%的门诊病人和61.6%的住院病人可以分流到二级或一级医院，据此就可以分别节省40%和46%的费用。

3.多元办医格局尚未形成，公立医院仍处于垄断地位

尽管国家在上一轮医改方案就已经明确要鼓励社会民间资本进入医疗领域，发展医疗卫生事业，以满足多元化的就医需求，但由于相应配套政策措施不到位，比如民营医院要承担沉重的税收负担，医疗保险定点、投资者的资本回报问题、从业人员的职称问题等等，根本没有享受到与公立医院同等的待遇和发展环境，从而抑制了民营医疗机构的发展。从目前情况看，民营医疗机构多以投资不高、规模较小、机制灵活的门诊诊所和卫生所居多，2009年统计年鉴显示，民营医疗机构占全部医疗机构的40%，而民营医院仅占全部医院总数的22%，且主要集中在专科的小型医院，民营医疗机构的医务人员数不足总医务人员数的10%，床位数不足10%，门诊服务量为11%，入院人数占比尚不足3%。因此，民营医疗机构无论是从规模上还是从服务上都无法与公立医疗机构相抗衡。公立医疗机构在我国的医疗服务体系中占据着绝对优势，所拥有的医疗资源几乎占全国医疗资源的90%，也牢牢地控制中国90%以上的病人，同时还享受着政府的税收优惠和财政补贴。据2006—2010年中国卫生统计年鉴显示：2005—2009年期间，我国公立医院资产量占全部公立卫生机构的总资产比例在80%左右，净资产占全部公立医疗机构净资产的比例也在80%左右；从社会所有医院来看，公立医院资产量

占比在84.82%以上，净资产量占比则在87.55%以上（见表3-2）。

表3-2 公立医院资产、总资产占比情况

年度	占公立卫生机构总资产比例	占公立卫生机构净资产比例	占社会所有医院资产比例	占社会所有医院净资产比例
2005	87.47%	85.76%	96.56%	97.35%
2006	88.12%	86.34%	95.88%	96.97%
2007	79.85%	78.47%	85.00%	86.88%
2008	79.27%	77.69%	86.09%	88.46%
2009	79.00%	77.11%	84.82%	87.55%

公立医院对医疗服务市场的垄断，从而也使其垄断了绝大多数处方药的开方权、销售权，加上自古以来中国人"看病才能买药"的传统习惯，公立医院自然也垄断了药品零售市场，成为药品零售市场中的垄断寡头。据统计，目前我国80%以上的药品是通过公立医院销售的。而零售市场的垄断地位也促成了公立医院在药品批发市场中的垄断地位，在与药商的购销往来中拥有绝对的话语权。所以，可以认为公立医院拥有医疗服务市场、药品零售市场和药品批发市场的多边垄断地位。

第三节 我国公立医院的管理体制与激励机制现状

一、多层监管下的各级政府与公立医院关系及其责任

目前，我国政府举办的公立医院按隶属关系不同划分为五级，从中央到地方依次为中央属、省属、地市属、县级市属、县属公立医院。通常，中央属、省属、地级市属公立医院多为二级以上公立医院，县级市属和县属公立医院多为二级及以下公立医院，但也有例外（如某些县级市属公立医院也可为二级以上，某些省属、地级市属公立医院也可为二级或二级以下公立医院）。据2008年卫生统

计年鉴：2007年，我国卫生部五级综合公立医院各占比例为：0.42%，4.58%，21.59%，29.83%，43.58%，显然，在各级政府举办的公立医院中，以县属公立医院最多，其次是县级市和地级市属公立医院，省属和中央属的公立医院数量较少。各级政府举办公立医院，实行产权所有，人、财、物归各级政府，并由各级政府对所属的公立医院进行相应方面的管理。在对公立医院实行监管时，卫生部门内存在多口管理的情况，具体指：上级卫生行政部门对本级以下的公立医院在某些方面审批和监管权；下级卫生行政部门对本级以上的公立医院中在某些方面具有监管权，后者主要表现在地方政府对位于本地区，但隶属关系在上一级的公立医院及其工作人员进行资格、资质审查，对其服务行为、服务质量等方面实施监管。

　　总体上看，在我国，从中央到省市县，每级政府都设有相应的公立医院，各级政府对所属公立医院主要承担举办和管理责任。但各级别政府所属公立医院除按照本级政府部门的相关规定进行运营外，还要严格遵守上级政府部门的相关卫生规定；而中央、省属公立医院由于地处于不同的省、市，还需要遵守当地省、市政府的相关卫生规定。然而，从现实情况看，"由下管上"（如省或市卫生行政部门对部属、省属公立医院进行监管）基本缺乏执行力。

二、多头监管下的政府相关部门与公立医院关系及其职责

　　我国的行政体制被形象地描述为"上面千条线，下面一根针"，上级多个行政部门对基层机构进行分权管理，因上级相互掣肘而动辄得咎。公立医院与政府部门之间也是上下级的关系，加上其复杂性，这类问题更为严重。目前，在公立医院发展过程中，相关的部门众多，包括：卫生部门、财政部门、人力资源与社会保障部门、药品监督管理部门、民政部门、人事部门、发改委、物价部门、商务部门、工商部门等。各部门针对公立医院管理不同的

方面，形成多头管理的局面（见图3-2）。政府部门对公立医院的监管大体上可分为行业监管和运行监管，各部门的职责及权限见表3-3。

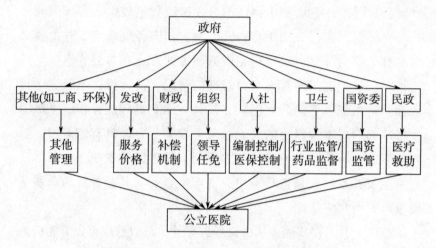

图3-2　主要政府部门与公立医院关系图

1.医院行业监管

（1）准入监管

医疗机构、执业人员、设备等的准入监管由卫生行政部门负责；而医院基础设施和规模变更由卫生行政部门进行可行性论证，由发改委审批。

（2）价格监管

医疗服务项目和价格的确定由省物价部门负责，同时还负责对变更项目重新调整价格和审核；医疗机构医疗服务和药品价格的监督、检查和执法权在市物价局部门，卫生行政部门协助价格监督。

（3）质量监管

卫生行政部门负责所有医疗机构医疗质量的监督、检查以及并有卫生监督部门进行执法；食品药品监督部门负责对所有药品、医疗器械安全、质量的监管。

（4）医保监管

社会保障部门（人社局）负责对职责范围内的职工和居民医保基金进行管理并对医疗机构进行付费，并对医疗费用进行控制；而新型农村合作医疗基金的管理在卫生行政部门，并对医疗机构进行付费和实施医疗费用控制。

2.公立医院的运行监管

（1）医院管理者（院长）的任命

在同一个区域内，不同的公立医院其管理者的任命主体也不同，这和公立医院的级别与卫生部门的行政级别有关。"组织部门管干部"是我国干部管理的基本制度，一直以来，公立医院作为事业单位的重要组成部分，其管理者的任命权一直由组织部门履行，卫生行政部门对于公立医院院长的任免只有建议权，随着公立医院行政级别的升高，卫生行政部门建议权则趋于弱化。虽然，卫生行政部门的行政官员调任公立医院从事领导岗位，或者公立医院院长调任卫生行政部门从事行政管理工作的现象比较常见，但公立医院院长的任命权力仍然掌握在组织部门手中，公立医院实际管理者（院长）是向组织部门负责而不是向卫生行政部门负责。

（2）编制与人员录用

编办掌握事业单位人员编制的初始设置、核准、调整和使用责任，公立医院的人员编制由编办进行核定。公立医院事业编制人员须通过由人社局组织的事业单位职工招考，目前，部分地区公立医院已经逐步实现自主用人机制，即实行合同聘用制度。

（3）财政投入与经济运行监管

财政部门掌握着对公立医院进行财政经费投入的权力，具体负责公立医院投入总额，并拨付卫生行政部门，由卫生行政部门具体拨付。目前，财政部门是公立医院国有资产名义上的管理部门，卫生行政部门负责收集公立医院经济运行相关数据，并报行政部门。

表3-3　政府部门对公立医院监管职责明细表

监管主体	行业监管	公立医院运行监管
发改委	医院大型建设项目规划审批	
物价局	（1）省级部门对医疗服务价格进行定价 （2）市级部门对医疗服务价格进行监督执法	
财政局		（1）公立医院财政补助的核拨 （2）公立医院财务状况监督检查
审计局		对医院大额资金使用情况进行审计
编办		（1）公立医院人员编制的初始设置和调整 （2）公立医院人员编制的使用
人社局		公立医院编制人员的公开招考
组织部		公立医院领导的任命、考核
药监局	药品、医疗器械的安全质量监督	
卫生局	（1）医疗卫生整体规划 （2）医院基础建设、规模变更的可行性论证，上报发改委申请 （3）监督医疗服务价格的执行，开展技术收费申请的初审和上报 （4）大型医疗设备准入与上报管理 （5）医疗服务质量监管 （6）医疗机构准入和人员执业准入的监督执法 （7）对医保定点医院新农合相关资金拨付	（1）根据医院财务报表检测医院经济运行，并上报财政部门 （2）核准公立医院的预算，上报财政局申请 （3）财政补助的具体发放 （4）公立医院领导的任命建议

三、"多层监管、多头监管"体制的监管效果

1.造成政府对公立医院的失控

理论上，一个国家的卫生服务体系应该是一个统一行政管理体制，但是我国公立医院的监督管理职能分散在多个部门，各部门的工作重心、政策目标不一致，导致改革的措施难以配套，改革效果也大打折扣。

首先，公立医院建设项目规划审批、领导干部任免、组织编制调配、财政经费拨付等重大事项分别掌握在发改委、组织部、人事部门、财政部门中，理论上说应该能够对公立医院的行为进行强有力的约束；但由于医疗行业的特殊性，这些部门无论是工作人员数量还是专业背景都无法对公立医院的运行过程和结果做出科学的评价，在规划审批以及规模控制等主要还是依靠卫生部门提供的可行性报告，难以发挥有效监管。

而作为公立医院的主要监管部门，本应该能够发挥有效监管，但我国的事实是部分公立医院的行政级别与卫生部门相同，医院院长行政级别和卫生部门主管领导级别相同，甚至还有个别公立医院的级别高于对其监管的卫生行政部门，导致卫生部门在监管中缺乏足够的底气和信心，很多监管只是停留在形式上。另一方面，由于我国基层医疗机构服务能力不足，从现实角度出发也需要公立医院承担更多的服务责任，以缓解当前的"看病难"问题。因此，对公立医院规模的扩张、自筹资金购置大型设备，卫生部门基本上持被动顺从的态度，进一步弱化了其对区域卫生规划和医疗机构设置规划的控制力。

在笔者前期参加的其他研究中，曾对B地区公立医院的10名医院院长就政府监管问题进行了访谈。访谈中发现：院长们普遍表示目前的管理存在多头管理，基本每个政府职能部门都能对医院进行监督；各部门使用的监管方式基本都是"行政检查"，很多时候检查内容交叉重复，而且这种单一的监管方式不仅耗人耗时，而且达不到监管的目的，基本是形式主义，走过场，使医院疲于应付。在目

前的各政府职能部门的要求下，各个医院都能达到要求，并且由于市场竞争的作用，都愿意达到各要求。但是，这种要求基本对医院的运行起不到真正监管的作用，即使检查发现有问题，也没有相应的处理措施。

2.出资人权力的分散导致公立医院出资人缺位，院长成为实际内部控制人

如上所述，我国公立医院出资人的权力不统一，而是分散在不同的部门中。首先，人事权分布在组织部门和人事部门中，组织部门掌握着公立医院的主要管理层的任命权，人事部门掌握着从业人员的聘用权。实际中，由于公立医院的终极控制权属不同，真正负责公立医院管理层任命的组织部门也各异，比如一些高校的附属医院，其管理层由高校组织部门任命；军队医院管理层有军队相关部门任命。卫生主管行政部门真正有任命权的就只有行政级别较低的乡镇卫生院和社区卫生服务中心负责人。

另外，对于公立医院的财权，改革开放以后，为了提高公立医院效率，缓解当时看病难、住院难的问题，国家扩大了公立医院的经营自主权，使公立医院主要依靠业务收入维持生存和发展，公立医院固定资产的占有、使用和处置权力实际上已经转移到医院院长手中。在从业人员聘用中，编办只是对各医院的编制数进行统筹规划和控制，却无法控制医院的具体招聘过程，对于编制外的采取合同制的员工，人事部门更是无法控制，因此，这部分人员的聘用权实际上也转移到医院院长手中。加上政府对公立医院财政投入的缩减，卫生部门对公立医院的约束力也大为降低，造成公立医院出资人缺位，在没有建立一套有效约束机制来约束公立医院院长的情况下，医院院长成为公立医院实质内部控制人。

3.公立医院缺乏科学、规范、有效的管理评估体系

由于医疗服务供需双方的信息不对称，使医院之间不可能实现充分竞争（尤其是专科化大医院之间），这种状况就决定了建立科学的公立医院绩效评估体系尤为重要。然而实践中，我国公立医

借鉴企业改革经验较多，结合医疗行业特点的探索不足，多年来一直在两权分离上做文章，而没有结合我国的实际情况建立起公立医院的绩效评估体系。

首先，公立医院作为执行社会公益性政策的机构，其目标是多重的，从而使委托人和代理人之间的关系比普通企业要复杂得多，也比西方医院复杂得多。如何有效激励和约束各层代理人行为，国内缺乏理论上的深层探索，实践中也一直没有形成有效的顶层设计。

其次，政策文件中提出的公立医疗机构的社会政策目标，都没有转化为可测量的评估指标。20多年来隐含的评估标准是业务收入越多、收支结余越多、发展壮大越快的医院就越是好医院。因没有科学的评估体系，院长没有来自监管部门的压力，而是一味地接受市场信号，考虑本院与其他医院相比业务收入的高低和职工个人收入的高低，盲目扩张，偏离所有者的目标。

事实上，公立医院"多头管理、多层管理"使国家作为公立医院的所有者职能不统一，政府部门之间如果缺乏协调，就会影响对作为代理人的公立医院院长的激励和约束。当经营者具有较强激励和发展冲动时，所有者职能分散在各部门的结果就是政府无法有效约束公立医院的行为，也无法对公立医院的院长进行考核评估，即使评估也只会流于形式。

第四节　公立医院医疗服务价格管制与付费方式

一、"按服务项目"付费方式

我国医疗行业一直采用"按服务项目收费"的医疗收费方式，即对医疗服务过程中所涉及的每一服务项目制定价格，按照患者医疗消费的项目数量逐一计算收取费用的方式。这种付费方式，在项目收费标准一致而对病种所需服务项目内容和数量缺乏统一标准的情况下（也很难有一个统一的标准），医院项目服务的数量越大，必然是收入也越大，所以在改革开放初期，对改变计划经济体制下医疗机构缺乏生机，调动医务人员工作积极性发挥了重要的作用；但同时也产生了另一种弊端，就是掌握信息优势的医疗机构可以通过诱导需求来扩大服务提供数量，实现收入的增加，而患者因信息不充分而接受诱导，尤其是实行医疗保险第三方付费后，患者也愿意接受诱导，从而导致医疗费用的快速上涨。

二、医疗服务价格管制及价格扭曲

以上"按项目收费方式"下的项目收费标准实际上就是医疗收费的价格，即医疗服务价格是指在医疗服务市场中，政府有关部门和医院根据成本投入、收益指标等对医疗服务项目所制定的收费价格。20世纪80年代以前，我国实行的是单一的计划经济，医疗服务价格都是实行政府定价，政府对卫生事业的明确定位是"福利事业"，因此医疗服务的定价也一直执行低于成本的价格。80年代末90年代初，国家开始对医药领域进行改革，在这一轮改革中，取消了"政府定价"，对非营利医疗机构实行"政府指导价"，而营利医疗机构则实施市场调节价格，形成了目前的公立医疗机构服务价格管制状况。公立医院收费项目涉及常规医疗服务、高新医疗服务、药品、医疗用品四个方面：对于常规医疗服务，有较完备的历史资料，政府能够较好地控制其涨价幅度；而对于高新技术服务项目、大型检查项目，政府的政策是允许适当地收回成本，加上由于信息不对称的存在，政府并不了解项目开展过程中的真实成本，定价能力不足，基本上采用的是医院定价、报卫生行政部门和物价行政部门审批同意的方式进行的，政府实际上放弃了这一部分项目的定价权；对于药品、医疗用品，则是采取"药品加成""材料加成"的方式确定，具体来说是按照药品和医疗用品的购进价格进行一定比例的加成作为销售价格。

这种定价方式存在的弊端是：其一，医疗服务价格内部比价结构不合理，收费标准偏高与偏低并存。基本医疗服务与体现医生技术性服务的医疗项目价格偏低，挂号费、普通门诊诊疗费、手术类项目费的成本回收率不到37%，化验等消耗性材料的收费标准则低于成本。而许多大型高档医疗设备的检查费、特需服务等的收费标准偏高。其二，医疗收费价格调整速度缓慢，收费标准相对滞后。医疗收费标准、项目制定以后，常常是多年不变，本应被淘汰的医院收费标准及项目被长期保留。这种价格体制下，造成医疗机构出现"多开药、开贵药、多检查"的不合理行为。据统计，"药品加成"的销售价格制定方式使医院平均从销售的西药、中成药和中草药收入中分别获得15%、16%、20%的利润，从药品收入占到医院总收入的比例来看，三甲医院在40%—50%，二级医院则高达80%以上，而从全球范围看，这个比例一般在20%以下；另外，据1996—2003年的数据统计，公立医院医疗服务收入中增长最快的是检查收入，年平均增长率高达20%以上，然而在这猛增的检查中，实际上很多都在做无用功。据有关统计表明，我国大型医疗设备检查结果的阳性率仅为30%，远远低于卫生部要求的60%标准，以CT检查为例，我国CT扫描检查显阳率仅为10%，而世界平均水平为50%。

第五节　公立医院的现行财政补助机制

自新中国成立以来，政府对公立医院的补助政策先后经历了"统收统支""差额补助""定项补助""定额补助"和"定额或定项补助"五个历史时期。1999年至今，政府对公立医院的政策改为"核定收支、定额或者定项补助、超支不补、结余留用"的预算管理办法。这里的"核定收支"是指医院要将全部收入和全部支出统一编制预算，上报卫生行政部门和财政部门核定；卫生行政部门和财政部门根据医院特点、事业发展计划、医院财务收支状况以及国家财政政策和财力可能，核定医院年度预算收支规模。"定额或者定项补助"是指根据各级各类医院不同的特点和业务收支状况以及财力可能确定补助的具体内容和标准，大中型医院一般以定项补助为主，小型医院一般以定额补助为主。

针对1999年的医院财务制度所给出的公立医院预算管理办法，2000年财政部、国家计委、卫生部颁布了《关于卫生事业补助政策的意见》，对政府补助的方式和范围进行了规定：政府举办的县及县以上非营利性医疗机构以定项补助为主，由同级财政予以安排。补助项目包括医疗机构开办和发展建设支出、离退休人员经费、临床重点学科研究经费、政策性原因造成的基本医疗服务亏损。政策制定是明晰的，其中开办和发展建设支出属于政府对公立医院的资本性投入，这源于公立医院的政府主办特性，既是政府履行出资人义务又是政府承担医疗卫生责任的应有之义，临床重点学科研究经费属于社会功能投入，这两方面和其他国家对公立医院的投入相同；"离退休人员费用"和"政策性亏损"是我国的特殊情况。然而，实际中政策执行效果并不好。政府给予的财政补助要纳入政府预算管理，而现行的"预算编制、审批"体制本身就存在先天不足：其一，没有明确的标准，主要依据财力的可能与否进行，补多少没有明文规定；其二，信息不对称存在审批者无法判断项目的合理性，使公立医院在申请财政专项补助时普遍出现"会花钱的多花钱，不会花钱的无钱花"的现象。

离退休人员费用属于公立医院的人员经费补助，在医院报表中归入日常基本补助，是以上四类补助中唯一能核算清楚补助额度的，但由于政府没有根据社会收入水平变化对补贴标准进行调整，而导致补助严重不足。政策性亏损补助是医疗服务价格低于医疗服务成本而形成的，也属于日常基本补助，由于政府无法区分政策性亏损和经营性亏损，同时受财力限制，只有省级医院能享受到部分补贴。重点学科研究经费和建设支出经费补助受预算体制弊端的影响最大，公立医院获取这两项经费的多少主要取决于医院管理者的"要钱"能力。

第六节　公立医院管理队伍非职业化问题

一直以来，我国公立医院都存在着管理队伍非职业化问题，这主要表现在两个方面：

第一，公立医院管理队伍在来源上非职业化

早期医院院长的选拔标准是"官员标准"，产生的医院院长往往是政治行政式院长，缺乏医院管理的职业知识和技能。自20世纪80年代起，医院管理者从临床技术骨干或学科带头人中选拔，一般也没有受过管理方面的专业培训。近年来公立医院开始重视管理，但是管理队伍依然存在管理专业人士缺乏的问题，甚至还存在多种误区，大多数公立医院的管理者依然是沿袭了"医生—出色的医疗专家—院长"的成长模式，没有把医院管理职业从组织体制上正式设立。

第二，公立医院管理队伍的非专职化

现行的公立医院管理人员往往是临床、管理双肩挑，是行政式的，缺乏医院管理的职业知识技能的系统培训，被称为是"专业做专家、业余做管理"，并没有形成医院管理人员的职业意识，管理方法普遍属于传统经验型和封闭型，经营粗放。

第七节　公立医院投资决策机制及投资流程

依据新医院会计制度和医院财务制度（财社〔2010〕306号文件和财会〔2010〕27号文件），医院的固定资产是指单位价值在1000元以上（其中：专业设备单位价值在1500元及以上），使用年限在1年以上（不含一年），并在使用过程中基本保持原有物质形态的资产。按照用途，医院固定资产可分为：房屋及建筑物、专业设备、一般设备、其他固定资产。

一、大型医用设备准入制度

为了合理配置和有效使用大型医用设备，控制卫生费用过快增长，卫生部、发改委和财政部于2004年12月联合颁布《大型医用设备配置和使用管理办法》（以下简称《办法》）。《办法》规定对大型医用设备的管理实行配置规划和配置证制度。所谓的大型医用设备，是指列入国务院卫生行政管理品目的医用设备，以及尚未列入管理品目、省级区域内首次配置的整套单价在500万元人民币以上的医用设备。大型医用设备管理品目分为甲、乙两类，其中甲类是指资金投入量大、运行成本高、使用技术复杂、对卫生费用增长影响大的甲类大型医用设备，由国务院卫生行政部门管理，审核批准后颁发配置许可证；管理品目中的其他大型医用设备为乙类大型医用设备，由省级卫生行政部门管理，审核批准后颁发配置许可证（卫生部2004年颁布的《大型医用设备配置与使用管理办法》）。

二、固定资产投资决策程序[①]

医院的四类固定资产中，专业设备决策程序经过的环节最多，也最复杂，所以在此以专业设备为例介绍，图3-3给出了专用设备的购置决策流程图。

对于以上流程需要做以下几点补充说明：

（1）大型医疗设备在医院设备购置委员会同意后，购置科室和器械科要共同撰写《论证报告》，对设备的可行性和需求进行充分的论证，主要内容包括：申请配置的主要理由，所申请设备的技术发展前景，在临床、科研中的作用，预期使用率，人员取得岗位资质情况，购置经费来源以及经济分析等。连同申请报告一同报医疗机构所在属地的卫生行政部门，然后逐级上报。甲类医用器械的最终审批权在国家卫生部，乙类医用器械最终审批权在省卫生厅。另

[①] 这是作者在关键人物访谈基础上整理总结出来的，共选择了B地区6家医院，其中三级医院3家，二级医院3家；访谈人员包括：医院器械科人员、总务科人员、财务处人员、基建处人员，除此之外，还通过电话访谈方式对卫生主管部门的相关工作人员进行了咨询。

外，大型医用设备购置投入使用后，要定期进行社会效益和经济效益分析，并上报卫生行政部门。

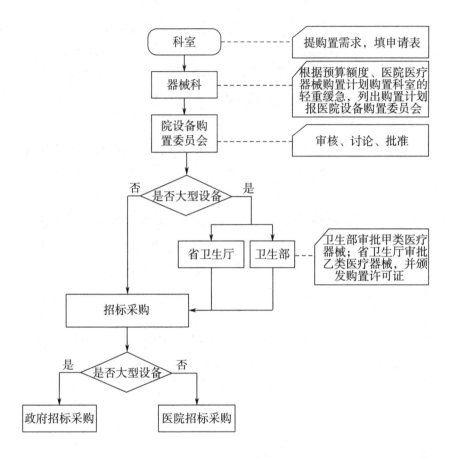

图3-3　公立医院医疗设备购置流程图

（2）对于不属于《办法》管制范围内的医用设备以及其他一般设备，购置的最终决策权在医院的设备购置委员会。对于非医疗设备，在医院中是由总务科负责采购和管理。

（3）使用政府财政补助购买的设备，购置过程分两种方式：其一，属于政府采购品目内的设备，由医院将购置计划（大型医用设备还要提交卫生行政部门颁发的配置许可证）提交政府采购中心，统一招标采购；其二，不属于政府采购品目内的设备，由医院自行组织招标采购。

（4）大型医用设备投入使用后的检查治疗收费项目由国务院价格主管部门会同卫生行政部门制定，指导地方的作价行为。

（5）房屋、建筑物类固定资产的购建需要医院管理高层统一规划，由卫生行政主管部门上报发改委批准立项，尔后需要经过环保局、国土资源局、规划局等相应的政府部门审批同意后，方能进入投资实施阶段。

显然，医院的投资决策流程可以分为两类：一类是对于一般设备、非大型医用设备及其他固定资产，这类固定资产不需要政府部门的审批，经过"使用科室提需求——对应医院内部行政部门初步评价——医院投资决策委员会决策——招标购置"流程，医院拥有较大的自主权，最终决策权是医院投资决策委员会，即医院的高层管理者，比如院长、副院长等。二类是对于大型医用设备和房屋建筑物基本建设项目，需要相关政府部门审批。因此，其投资决策流程，除了医院内部的决策环节外，还要经过政府部门的审批环节。在政府部门审批环节，卫生行政主管部门发挥着关键作用，大型医用设备审批权本身就在卫生行政部门，而房屋建筑物基建项目的立项是由卫生行政主管部门对基建及规模变更进行论证后向发改委申请的。

本章小结

本章主要是从医院产业的特殊性、我国医疗服务体系及公立医院的特殊地位、公立医院的管理体制、公立医院的医疗服务价格管制、公立医院的财政补助机制以及公立医院投资决策机制等方面对公立医院所面临的制度背景进行了系统的分析。

第一，医院产业的特殊性。本章主要从医疗服务产品的特殊性、医疗服务市场的信息不对称、政府管理制、医院筹资机制以及医院市场的厂商结构五个方面阐述了医院产业与普通企业产业的不同。

第二，我国医疗服务体系及公立医院的特殊地位。我国医疗服务体系存在医疗资源配置效率低下、医疗机构功能定位混乱、多元办医格局尚未形成三个重要不足，导致我国大部分医疗资源集中在城市的大型医院中。

第三，公立医院的管理体制。公立医院的"多层管理、多头管理"体制导致政府对公立医院的监管出现"缺位、不到位、越位"现象同时并存，严重影响公立医院的正常运转。

第四，公立医院医疗服务价格管制。我国医疗服务价格实行政府指导价，由于政府定价机制不健全，导致医疗服务价格存在"反映医务人员劳动价值服务项目价格偏低""药品按进价加成""高科技服务项目价格偏高" 内部结构不合理现象。在"按服务项目付费"支付制度下，公立医院出现"多开药、开贵药、多检查"的过度医疗行为。

第五，公立医院财政补偿机制。政府对公立医院实行"定项补助"政策，但没有具体的补助标准和依据，导致政府对公立医院的补助随意性强、冷暖不均现象严重。

第六，公立医院投资决策机制。公立医院一般设备和非大型医用设备投资决策权在医院管理者尤其是院长手中；而大型医用设备和房屋建筑物基本建设项目则还需要相关政府部门的审批同意。

本章对公立医院投资制度背景的分析将成为本文后面几章对公立医院过度投资动因分析、过度投资度量中变量的选择、过度投资对自由现金流量及财政补助的敏感性分析和最后过度投资治理措施研究的基础。

第四章　利益相关者多重道德风险下的公立医院过度投资动因分析

公立医院是一层层委托代理关系所形成的契约集合体，公立医院现有的制度安排通过这层层的委托代理关系影响着公立医院利益相关者的决策行为，进而对公立医院的投资产生影响。本章将利用委托代理分析框架对公立医院过度投资动因进行分析。具体内容分四节展开，分别是"基于委托代理关系分析的公立医院投资利益相关者界定""内部决策环节利益相关者的分析""审批环节利益相关者的分析""公立医院过度投资动因形成机理"。

第一节　基于委托代理关系分析的公立医院投资利益相关者界定

公立医院是政府兴办的非营利性医院，其资产产权和所有权归国家所有，因此其委托代理关系既不同于以私有产权和私有制为基础的公司制的营利性医院，也不同于西方民营的非营利性医院；在我国，公立医院被定位为具有一定经营性质的公益性事业单位，政府拨款采取差额预算方式，其员工享受类似公务员编制的事业编制，薪酬工资则采取政府发放基本工资，津贴奖金则由医院从自我创收中解决，因此其委托代理关系也不同于普通国有企业。而在实行社会医疗保险制度下，医保机构作为医疗费用支付方介入使公立医院的委托代理关系变得更加特殊和复杂。

公立医院的委托代理关系总体上可分为三层，涉及的委托代理方包括社会公众（患者）、政府监管部门、医院管理层、医务人员四方，是个多层委托、多层代理的委托代理关系，见图4-1所示。

第一层委托代理关系是社会公众与政府间的委托代理关系。

这种代理关系并非以一个自愿性的契约为基础，而是以国家政权为依托，即国家无须直接获得每个初始委托人的授权，而是通过颁布法令等方式获得代理权。国家主权本身是一个抽象的概念，由各级政府来行使公共产权就具有必然性，政府代理即国家代理的一种逻辑上的推演。社会公众将其享受医疗服务的权利及所需资源"委托"给政府，成为"初始委托人"，政府则是为公民提供医疗服务的代理人。但政府及其职能部门并不能直接为全体公民提供医疗服务，因此，政府只是这一多层委托代理链条中的"中间代理人"。而这一层级中的委托人作为利益主体的身份不直接、不明确，因此只是名义上的"委托人"，很难实现真正的委托效果。

第二层委托代理关系存在于各级政府与公立医院管理者之间。

公立医院是为公众提供医疗服务的微观组织，政府作为委托人与医院管理者之间以契约形式建立委托代理关系：政府将一部分权力资源让渡给公立医院来行使，公立医院为社会公众提供医疗服务。政府由此成为"中间委托人"，公立医院则成为政府提供医疗服务的"中间代理人"。

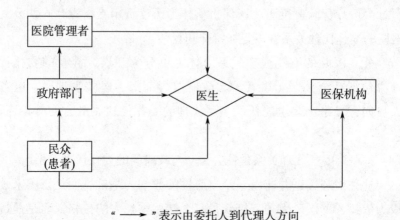

" ——→ "表示由委托人到代理人方向

图4-1 公立医院委托代理关系示意图

第三层委托代理关系存在于公立医院管理者与公立医院医生之间、政府部门与医生之间以及患者与医生之间，是多个委托、单个代理的特殊委托代理关系。

首先，公立医院管理者不能直接向公众提供医疗服务，须将其委托给医生，形成公立医院管理者与医生之间的委托代理关系。其次，由于我国公立医院是差额预算拨款的事业单位，医生是被政府部门整体聘用并享受事业单位编制的特殊群体，其在岗工资以及未来退休后的退休工资均由政府财政支付，因此，医生与政府部门之间也存在委托代理关系。另外，依据Arrow（1963），患者与医生之间实际上也存在委托关系，每个患者对医疗服务的需求取决于自身的健康状况和医生对这种状况的识别和解释。每个患者生病时都对自己的病情有所了解，比如疼痛、咳嗽、眩晕等外在的感知以及其他不是很完备的信息，但要了解这些病情的原因，就必须具备专业知识，显然这些专业知识所需的时间成本和金钱成本是十分高昂，因此，医生作为代理人是解决患者高信息成本的可行方法的关键。现实中，部分人（医生）付出高昂成本获得这些信息，并且通过把这些信息售卖给足够多的购买者（患者）来收回成本并获得相应的收益。当患者前来医院看病就医、付费挂号时，就等于将自己病痛的诊断和治疗权委托给了医生，并付相应的金钱来补偿医生。在实行医疗保险制度的情况下，社会民众缴纳保费给保险机构，形成医保基金，当参保人发生就医行为时，符合条件的医药费由保险机构支付，即通常所说的第三方付费制度。此时，患者和医保机构同时作为委托人将诊疗权委托给医生，双方共同支付医药费；同时，患者和医保机构之间也存在委托代理关系，患者是委托方，医保机构是代理方。所以这层委托代理关系中，医生同时接受民众（患者）、政府部门、医院管理者、医保机构四方的共同委托，是典型的多方委托、单方代理的委托关系。

基于以上公立医院委托代理关系分析以及前文所述的公立医院投资决策机制及投资流程可知，公立医院投资的主要利益相关者包括患者、医生、管理者以及政府部门。

第二节　内部决策环节利益相关者的分析

医疗卫生领域的突出特点就是不确定性和信息不对称，我国现有医疗体制的不完善更是加剧了这种信息不对称。在以上分析的公立医院各层委托代理关系中都存在严重的信息不对称，这些不对称对患者、医生、医院管理者及政府部门的行为产生着深刻的影响。信息经济学认为：信息不对称的存在会引发事前（ex ante）的逆向选择代理问题和事后（ex post）的道德风险代理问题。本节主要对公立医院进行投资决策时，医院内部所涉及的主要利益相关者的道德风险问题进行分析，研究其过度投资动因。

一、第三方付费制度下的患者过度消费道德风险与过度投资

从患者本身来说，患者的愿望显然是尽可能地快速完全治愈，并且在诊疗的过程中尽可能地减少痛苦和不安。所以他们希望在诊

疗过程中医院能投入更多的人力、更高素质的人力以及更多的物力，比如舒适的病房、诊室等良好的就医环境、高档的医疗设备、高水平的专家等等。因为在他们看来，诊疗中使用最精尖的医疗设备，所开的药品是最新研制出来的新药，他们遭受的痛苦一定会相对减少，病情恢复的会更快一些，治疗也一定会更彻底一些。哈尔滨医科大第二附属医院"天价医药"事件的发生固然有医院医生违规成分，但患者一味追求"专家会诊""高端设备""高昂药剂"的使用也是促成医疗费"天价"的重要原因。患者的这种愿望是合理的也是可以理解的，这种治疗方式在大多数时候对患者也确实是有益的，虽然说并不是使用的医疗设备越先进、药品越昂贵，疗效就一定很好，但是在大多数时候它们之间确实存在强烈的显著正相关关系。

医疗服务本身就属于生活必需品，缺乏价格弹性，当前的医疗保险第三方付费制度又进一步降低了患者对服务价格的敏感度。我国实行社会医疗保险，目前包括城镇职工医疗保险、城镇居民医疗保险和新型农村合作医疗三大体系，其中城镇职工医疗保险采取强制入保，保费由职工和单位共同负担，而职工缴纳部分进入个人账户，单位缴纳部分进入统筹基金；而城镇居民医疗保险和新型农村合作医疗保险虽然采取自愿入保形式，但是筹资方式则是个人负担部分进入个人账户，统筹基金则来自政府财政补助。个人账户的资金归参保人所有，归参保人自我就医支配，统筹基金起到互助共济的作用。由于信息不对称的存在，当参保人发生就医行为时，医保机构并不清楚参保人的身体健康状况，无法得知参保人是否真的需要就医，也无法得知病情如何，需要何种治疗。在保险机构可以为参保人支付大部分的医疗费用情况下，参保人就会扩大自己对医疗服务的需求，相比未参保之前，对医疗服务价格的敏感度明显降低，从而出现过度医疗需求。第三方付费制度的初衷是希望发挥医生对患者就医行为的监督作用，但是我国目前的按项目付费支付方式，并不能调动医生监督患者的积极性。我国目前尚未推行"社区首诊制"等类似的强制就医选择制度，参保人的就医选择偏好必然是"环境好、设备齐全、技术先进"的医院，出现另一种过度医疗需求。患者的过度医疗需求和医生基于自身利益诱导需求相结合，成为医院过度投资需求的源头。

二、医生的诱导需求道德风险与过度投资

医生作为患者、政府部门、医院管理者、医保机构四方的共同委托人，是医疗服务的真正提供者，负责决定用于患者治疗的各种投入，并期望医疗的投入与增加个人收入或产出等效用相关联。医生的效用无外乎包括工资薪酬、职业成就感、安全感以及更多的休闲等。

医学是一门博大精深的学科，需要不断地去攻克难题，而高技术设备可以成为攻克医学难题的有效辅助工具，是医院医疗服务的一个重要决定因素，医生需要借助高端医疗设备实现自己职业的满足感，因此天生就对高技术设备拥有浓厚的兴趣。因此，拥有高端医疗设备既是医院留住人才，也是医院吸引人才的重要条件，所以在职人员借助医疗设备实现自己的价值，当医院吸引来新的人才又可以减轻自己的工作负担，换取自己更多的休闲。另一方面，由于人们疾病发生重大变化、病症越来越复杂，疾病的诊断和治疗必须借助于高端的医疗设备，加上医患关系日益紧张，医疗事故倒举证制度的推行，医生为了最大限度降低自身风险，在诊疗过程中加大了对医疗设备的依赖。

如前文分析，政府给予公立医院的基本补助主要就是对其人员经费的补助，具体补助方式是按照人头及其职称给予定额补助，形成公立医院员工的基本工资，而员工的绩效工资或者奖金则由医院依照各科室及员工的考核结果由医院自我创收予以发放。在政府"服务质量、服务数量"为主型评价考核体系的引导下，各医院的内部绩效评价体系也是以"服务质量、服务数量"为主，在这样考

核体系的导向下，临床科室及医生有通过争取高端设备和充足的住院床位来吸引患者的动力。

我国长期以来实行医疗服务和药品的价格管制，在当前"按服务项目付费"支付方式制度下，医疗服务价格就是医疗服务项目的收费价格。一方面，在政府价格管制下，公立医院无价格控制权，很大程度上依靠增加服务量，比如门急诊人次、住院人次等来增加医院收入；另一方面，政府定价机制不健全，造成医疗服务内部比价不合理。基本医疗服务项目和反映医务人员劳动价值的服务项目价格标准畸低，严重偏离服务项目成本；而利用新医疗技术、设备和仪器开展的检查化验项目价格标准却畸高。原本对公立医院的定位就是提供带有一定福利性质的医疗服务，所以政府对医疗服务定价低于成本属于国家政策范围之内，但所造成的政策性亏损必须由政府财政予以弥补才能保证医院正常运转，然而目前的事实是政府的财政补助不足，不能弥补政策性亏损。为了补偿医疗服务成本，医生必然更偏好选择收费标准高的新技术服务项目。据有关统计表明，目前我国大型医疗设备使用频繁，但多数是在做"无用功"，经检查发现病症的只占检查人数的30%，远远低于卫生部要求的阳性率达60%的标准，也就是说，至少有一半的患者做了不应该做的高价检查。不管是通过增加医院服务量还是通过"多检查"来增加收入，医生都有强烈的多投资的冲动。

医生是医院发展的核心竞争力，所以医院管理者为了吸引和留住人才，一般都会满足医生的需求，医院管理者和医生的目标函数是一致的，医生的过多投资需求时容易得以实现。

三、医院管理者道德风险与过度投资

在第二层委托代理关系中，即政府和公立医院管理者之间，公立医院的主要使命是提供基本医疗服务，满足人们日益增长的医疗需求。而要履行这一使命，必须首先生存下来，并且谋取一定的

发展。作为公立医院所有者的政府部门，在履行出资责任的同时，也对公立医院提出了一定的要求，这些要求在财务管理上的表现就是要求公立医院在保持公益性的基础上，提高内部运行效率，做到资产的保值和增值。行使代理权的医院管理者追求的目标是自身效用最大化，与委托人政府的目标并不一致：医院管理者关心的是自身的薪酬、声誉、人身安全、权力、专业满意度等。组织理论学家认为决策者的薪酬、声誉、人身安全、权力和专业满意度又依赖于决策者所在组织的声誉和地位，而组织的声誉和地位本身就是个抽象的、无法度量的概念，也是存在于人们意识中一个相对概念。人们对其判断必然取决于看得见的一些物体，对于医院来说就是医院的医疗设备如何，医院的人才以及医院的房屋建筑等。基于这一逻辑，医院管理者要实现自身效用最大化就要做到其所在组织的声誉和地位最大化，而要使组织的声誉和地位最大化就要"扩大医院规模""购进高端医疗设备""引进高水平人才"等。已有不少文献证明经营者来自经营组织的效用是组织规模的增函数。比如Conyon and Murphy（2000）和Renneboog and Trojanowski（2002）证明：大公司的货币和非货币管理收益要大于小公司。

基于公立医院"非营利性"的定位，一直以来，在政府部门制定的公立医院考核和评价体系中，"治愈率""死亡率""感染率"等体现医疗服务质量的指标占据大部分权重。虽然也考核医院的运营效率，但多从业务量角度进行考核，比如"诊疗人次""出院人次""门急诊人次"等。政府部门定期开展的公立医院等级评审以及"人民满意医院"评审，评价指标体系大体都是如此。在这样的评价指标体系的引导下，公立医院行为必然是追求医疗质量、追求服务数量。而且政府对公立医院的评价结果实际上决定了医院的社会声誉（是三级医院还是二级医院，是甲等医院还是乙等抑或是丙等），唐芸霞（2012）在缺乏医疗信息的情况下，如果患者并不了解某个医生的技术水平和行为方式，则医院声誉是影响患者做出就医选择的重要因素。显然，这些评价结果间接影响着人们看病就医选择，另一方面也成为政府评价医院管理者，决定其晋升的重要依据。因此，医院管理者为了迎合政府的考核，吸引更多的病人，必然是跟风不断引进"高端医疗设备"、改善就医环境、扩大病人容纳量，而且这样做的结果又可以使医院在下一轮评审中获取更好的结果，获取更好的社会地位，进而提高管理者自身的社会声誉，增强对医疗资源的控制力，满足管理者构建"医疗帝国"的欲望，从而出现对固定资产的过度投资。对此，Maw Lin lee（2001）利用"炫耀性生产理论"解释了医院资本投资的非理性行为，认为："医院的地位成为医院管理者被社会认可的一个驱动目标，医疗行业竞争的动力不是利润而是为了地位，这一非价格竞争就是来自于医院行政管理者自我实现的需要。"这一点与Stulz（1990）提出公司管理者"商业帝国假说"如出一辙。

我国至今尚未形成一个充分竞争的医院经理人市场，公立医院高层管理者还主要是通过政府或上级部门任命的方式产生，也没有实现管理层专业化。院长、副院长，包括职能科室的部门领导都是从临床业绩突出的医生中选拔，而这些院长的兴趣爱好仍停留在临床业务上，并没有放弃临床工作，不少院长还是临床专业的研究生导师，承担着临床医学生的教学和科研工作，这样一身兼三职，既不愿意也没有时间和精力进行医院的管理工作，出现"主业做临床，业余做管理"的"业余型"院长。这些临床出身的医院管理者，为了自身的职业成就感，在管理中也自然倾向于购进"大型设备、高端设备"。

医院管理者才是医院投资的最终决策者。因此不管是患者对医院固定资产过度投资的期望，还是医生对固定资产过度投资的需求，最终都要通过医院管理者的投资决策来实现。以上分析可以看出，医院管理者基于自身利益，也希望医院多买设备、多建房，在这一点上，三者的利益目标是一致的。

第三节　审批环节利益相关者的分析

在公众与政府之间，作为"初始委托人"的公众，与政府代理者之间是强制性的关系，是一种无财产的和隐含的契约安排。一般来说，委托人与代理人之间的契约安排规定了委托人和代理人的责、权、利界限，而在无财产和隐含的契约条件下，全体公民只是一种法律意义上的委托，不具备委托人的行为能力，其委托人的身份被虚化了。在委托人成为"名义"委托人之后，就会滋生出委托人监控代理人能力不足和动机缺乏等问题。在公立医院的第一层委托代理关系中，公众就处于"名义"委托人地位。作为第一层委托关系中的代理者，政府应当成为个人表达权利的代表。然而，现行体制下，政府莫大的权威和权力，造成政府代理职能异化，政府中的个人只被作为传达上级声音、落实领导意图、形成政府意愿的工具，并不能真正发挥医疗卫生事务主体作用，这必然会影响组织内部资源利用效率和社会整体效率。并且，如前文所述，由于政府对公立医院的管理体制存在"多层管理、多头管理"以及"管办不分"等体制弊端，政府部门并不能发挥好对公立医院的监管，履行好社会公众代理人的角色。

如上节公立医院投资决策机制所述，公立医院在进行房屋建筑项目投资以及大型医用器械投资时需要政府相关部门的审批准入，也就是说政府审批部门在这部分投资项目的最终实施发挥关键作用。本节将在上节基础上，分析项目审批过程中公立医院与政府审批部门之间的博弈关系以及政府部门的道德风险如何对过度投资产生影响。

一、大型固定资产项目审批中政府与公立医院之间的博弈分析

公立医院房屋建筑物的购建以及大型医疗设备的购置需要获取政府部门（卫生主管部门和发改委）的审批准入，审批过程涉及的

参与者主要是政府和公立医院两个，其中政府部门要对公立医院申请项目的可行性以及是否符合区域卫生行业整体发展规划判断，做出是否同意构建的批复。实际上，由于信息的不对称，在政府与医院之间存在博弈的关系。我们借鉴DM理论分析框架，给出两者之间博弈的模型（如图4-2）。

我们假设公立医院固定资产投资资金来源渠道只有政府财政补助一个，不能利用自有资金进行固定资产投资。

从图4-2中可知，（1）如果公立医院不使用财政专项补助进行新增固定资产投资，即固定资产规模保持上年度不变，那么政府和公立医院管理者的收益分别是R_g和R_h；（2）如果公立医院进行了固定资产投资财政专项补助，但政府不批准，政府和公立医院管理者的收益与未申请财政专项补助相同，分别是R_g和R_h；（3）如果公立医院进行固定资产投资项目获得了批准，且投资项目是好项目，则政府和公立医院管理者获得的收益分别是R_{gg}和R_{hg}；投资项目是坏项目，则政府和公立医院管理者获得收益分别是R_{gb}和R_{hb}。

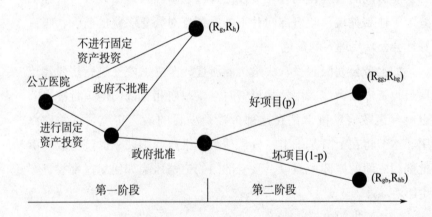

图4-2　政府与公立医院管理者之间大型固定资产投资博弈模型

在此，需要对好项目和坏项目的界定进行解释。因为公立医院不同于普通企业，其提供的产品和服务关系到人的健康甚至是生命，无法也不可以进行试错，所以市场在医疗行业基本上是失灵的，相对于患者，医院和医生拥有绝对的信息优势，很容易利用自己的信息优势对患者的需求进行诱导，这就是常说的"诱导需求"（诱导需求的严重后果我们在此不做展开论述）。所以不能仅靠市场的自发调节，政府必须介入医疗市场，干预医疗市场，政府干预的一个重要表现就是必须做好区域卫生规划，保证医疗服务的可及性，同时还要对不同等级的医院进行功能定位，否则，会出现大医院拥挤而中小型医院闲置现象，导致资源浪费。所以对使用政府财政补助进行投资的项目，我们认为好项目的界定应当同时满足以下两个条件：第一，投资项目用来开展的服务必须是政府责任范围内的，即被定义为公共物品或准公共物品性质的服务；像为提供奢侈医疗、特需医疗服务所需的设备、房屋投资项目不属于政府补贴的范围，就不属于好项目。第二，投资项目实施后，医院所提供的相关服务不超过功能定位内服务人口对该类服务的总需求，也就是有市场需求等医院成长机会驱动的那部分投资项目。比如某一级医院，按照功能定位，其服务对象是某社区人口，按照测算该社区人口对B超检查的总需求为X，该医院已有的B超已经能够满足社区人口的需求，如果再购买B超就有可能会造成医院诱导病人进行不必要的B超检查，那么该医院向政府申请的B超投资项目就不属于好项目。前者是对项目从质上的界定，后者是对量上的界定。

对于以上政府与公立医院之间的博弈模型，需要做两个假设：（1）假设投资好项目时公立医院管理者的收益小于投资坏项目时的收益，即$R_{hg}<R_{hb}$，这是因为，坏项目一般都是公立医院从自身利益出发，用于特需医疗或者超越服务功能定位的服务所需的投资项目，属于过度投资范畴的项目，能给管理者带来更多的利益。（2）假设投资好项目时政府收益大于投资坏项目时政府的收益，即$R_{gg}>R_{gb}$。这是因为投资于好项目，从长远看缓解了"看病难、看病贵"问题，有助于医疗卫生体系的健康发展，进而有助于社会稳定和谐。

我们分析以上博弈结果：

（1）如果$P \times R_{gg} + （1-P） \times R_{gb} > R_g$，$P \times R_{hg} + （1-P） R_{hb} > R_h$，即在获得固定资产投资财政补助时，公立医院管理者的预期收益和政府的期望收益都大于没有获取补助时的收益。医院管理者有积极获取政府固定资产投资专项补助的欲望，政府也有动力对公立医院进行补贴，通常也会批准申请的项目。

（2）如果$P \times R_{gg} + （1-P） \times R_{gb} > R_g$，$P \times R_{hg} + （1-P） \times R_{hb} < R_h$，即公立医院申请的固定资产投资项目获批时，政府获得的收益大于公立医院不申请该投资项目时的收益；而此时医院管理者获得的收益却小于不进行该项目固定资产投资时的收益。在这种情况下，公立医院没有申请该固定资产投资项目的欲望，但政府会鼓励医院进行该类项目的投资。

（3）如果$P \times R_{gg} + （1-P） \times R_{gb} < R_g$，$P \times R_{hg} + （1-P） \times R_{hb} > R_h$，即公立医院申请的固定资产投资项目获批时，政府获得的收益小于公立医院不申请该投资项目时的收益；而此时公立医院管理者获得收益大于不进行该项目固定资产投资时的收益。在这种情况下，公立医院会采取积极的手段比如寻租行为去使该投资项目获批，但政府却没有动力去批准该类项目的固定资产投资。

（4）如果$P \times R_{gg} + （1-P） \times R_{gb} < R_g$，$P \times R_{hg} + （1-P） \times R_{hb} < R_h$，即公立医院申请的固定资产投资项目获批时，政府获得的收益和公立医院管理者获得的收益均小于不进行该类项目投资时的收益。在这种情况下，公立医院管理者没有积极去争取这类项目的获批，政府也不会批准此类项目。

在以上四种情况中，只有第（1）种情况对于医院管理者和政府是双赢的局面，双方都希望此类项目投资获批，而后三种情况要么是对医院管理者不利，而没有动力去争取；要么是对政府收益不利，政府不会批准；或者如第（4）种情况，对双方都不利，政府不会批准，医院管理者也不会去争取。那么在现实中，对政府不利的投资项目，政府是不是真的不会批准呢？那些看似对公立医院管理者不利的项目，是否真的对其不利，是否真的没有动力去争取呢？以下我们将医院管理者和政府分开，分别对医院管理者申请及政府审批两个环节进行分析。

二、基于控制权收益的医院管理者道德风险分析

我们首先看医院管理者申请环节，在分析这一环节时，我们假设：（1）医院管理者追求的是自我效用最大化，并且在追求个人效用最大化过程中如果没有相应激励措施的话是不会考虑社会效益的；（2）医院投资项目资金来源于财政专项拨款；（3）医院管理者设为H，H对医院没有投资，只承担与自己管理能力相当的有限责任，对医院的运营情况非常了解，因为掌握着医院的全部经营信息，所以在向政府申请项目时就知道项目的好坏；（4）不考虑政府财政资金的资金成本；（5）H对风险是中性的。

项目的收益为R，其中R_1为经济效益，R_2为社会效益；管理者的工资W，与经济效益R_1挂钩（由于社会效益无法度量，目前医院内部考核时一般按照科室经济效益的一定比例来核算员工薪酬，医院院长等高层管理者的考核也是与医院的整体经济效益挂钩的），项目的利润可以表示为R－W，即R_1+R_2-W。我们来分析好项目和坏项目收益情况。

（1）如果是好项目，$R_1>0$，$R_2>0$，这种情况下，可以增加医院管理者的薪酬、津贴，还能给医院创收，提高员工的待遇，赢得员工信任；社会效益大于零，比如有助于缓解"看病难、看病贵"问题，可以获得政府部门的褒奖，提高个人声誉。这种项目医院管理者很有动力向政府部门申请。

（2）如果$R_1>0$，$R_2<0$，这种情况下，经济效益大于零，社会效益小于零。这类项目通常是那些可能扰乱区域卫生规划，违背各级医院服务功能定位，不利于医疗体系长远健康发展的项目，但能给医院带来较高的经济效益。从社会全局看，这类项目属于坏

项目。对于这类项目，因为能增加医院结余，进而提高员工工资待遇，也能增加管理者的薪酬，因此在公立医院里，从上到下各级管理者都愿意投资这样的项目，甚至愿意从R_1中拿出一部分来贿赂政府官员，以实现项目获批的成功。

（3）如果$R_1<0$，$R_2<0$，在这种情况下，经济效益和社会效益均小于零，项目的上马不能增加医院管理者的工资薪酬，也不能创造社会效益。理论上讲，医院管理者不会向政府申请此类项目。但现实中，并非如此，医院管理者能够在项目投资中获取高额甚至是巨额的经营管理权收益，这种收益既包括物质方面的，也包括精神方面的。物质方面比如设备购买招标过程中供应商给的回扣、工程建设中的钱权交易的便利、出国考察旅游的在职消费等；精神方面的比如增加了可控资源数量所带来的满足感以及下属人员、供货商的敬畏心理等。实际上，萨伊的"供给创造需求"理论在医疗领域表现得淋漓尽致，因为医生掌握着绝对的信息优势，只要提供了设备和床位，如果政府监管缺位的话，就可以利用自己的信息优势诱导需求，所以在这里看似小于零的经济效益，只要项目完工了，大部分项目在未来都能够实现大于零的结果。显然，只要存在管理者控制权收益，对于这样项目，管理者也一定会想方设法去争取政府的批准；而对于普通员工因为不承担项目失败的成本，却能享受未来可能产生的收益，也一定倾向于这样的项目获批。

医院管理者不倾向于这类项目获批的一种可能就是，项目的投资过程都由政府全程监管，即项目的管理权和决策权都在政府，医院管理者只是个名义上的代言人，不论项目实施的效果如何，医院管理者都不能获得控制权收益，从理性角度考虑，医院管理者H绝对不可能放弃工资，所以只要经济效益小于零，管理者就会放弃该项目。

三、政府审批环节的主管部门及代理官员道德风险分析

如上分析，只要存在控制权收益，医院管理者就有努力争取坏

项目获批成功的动力。这只是给医院上马坏项目提供了可能，如果政府主管部门能够对公立医院上报的所有项目都认真审核、论证，能够辨别出项目的好与坏，对于坏项目坚决拒绝；在项目上马过程中，能够进行有效监督，一旦证实为坏项目，果断地予以停工，那么医院管理者出于个人私利，上马坏项目的冲动也就无法实现。

显然，关键的是政府对医院上报投资项目的审批是否有效，下面我们进行分析：

（1）官员的代理冲突

余明桂等（2010）认为，目前中国除了个别支出项目以外，并没有明确的法律和制度规范约束和限制政府的财政补贴支出，所以政府官员在决定向微观主体提供财政补贴是具有很强的自由裁量权，政府官员甚至可能故意把授予补贴的标准做的很模糊或者具有很强的任意性，从而给官员"设租"和微观主体"寻租"提供很大的自由空间。目前对于公立医院的补贴没有明确的标准，补哪些？如何补？很大程度上也是由主管部门的政府官员自由裁量。卫生部门对公立医院固定资产投资项目的审批和监管权实际上是由一个个官员作为代理人来行使，这些官员才是审批监管权力的终极代理人。关于政府干预企业经营活动的作用，存在"帮助之手"（helping hand）和"掠夺之手"（grabbing hand）两种假设。前者认为，企业作为市场经济中一个个独立的个体，其活动具有一定的盲目性和逐利性，政府的主动干预可以矫正企业的错误行为，从而起到了扶持企业发展的作用。后者则认为，政治家们的目标可能并不是社会福利的最大化，而是追求自己的私利，运用他们的权力来维护自己的地位，将资源配置给自己的政治支持者，打击政敌，中饱私囊，以牺牲公共福利为代价。依据委托代理理论，行使代理权的官员们追求的是个人效用最大化，既然没有明确的补贴标准，如果也没有相应的激励措施，他们很可能伸出的是"掠夺之手"。而目前的公务员薪酬考核制度也确实没有为实现"帮助之手"、避免"掠夺之手"提供保障，目前公务员薪酬主要还是职务薪酬，没有与审批效果相挂钩，审批的项目效果好没有奖励，效果不好也没有惩罚。除此之外，还有一个重要因素影响着官员们的审批，中国普遍存在的"部门利益"问题，公立医院规模越大，其主管卫生部门所控制的资源就越多，部门的控制权也就越大，也就越能满足官员们的控制欲，也越能展现卫生部门的业绩。基于以上几方面原因，官员们并不认真审核医院上报的项目，使坏项目被审批的机会增大，甚至基于自身利益考虑也希望坏项目得到批准，以增加整个部门的资源控制力。

（2）信息不对称

公立医院固定资产投资项目的审批权限在卫生部门，对于大型固定资产投资项目，卫生部门组织相关专家评审委员会进行评价，以对所申请投资项目的"好"与"坏"做出判断，为卫生部门批复决策提供依据。专家委员会成员主要由退休的医务专家、退休的医院管理者和退休的政府官员等组成，虽然他们大多都拥有数十年的医院工作经验，但每个医院的情况千差万别，医疗技术更新迅速，他们所具备的知识和工作经验并不能为他们进行判断提供有效的支撑；相对于医院内部管理者来说，这些专家实际上处于信息劣势地位，他们并不十分了解医院内部运营的实际情况；最终的结果是，他们判断项目好坏的依据只能是各医院上报的申请书中的自我陈述。作为申请投资项目的医院来说，一定会在申请书陈述中掩盖坏项目的部分信息，甚至可能歪曲事实，所以造成的结果是专家的评审这一环节形同虚设，不能真正发挥作用。

第四节　公立医院过度投资动因形成机理

由于医疗行业存在严重的信息不对称（服务提供方和服务购买方之间），使得该行业很容易出现"供给创造需求"情况发生，所以只要有设备、有病房、有医生，就一定有病人。这是公立医院出现过度投资的最基本前提。

公立医院作为政府投资兴办的非营利性事业单位，是由一个又一个的委托代理关系的契约集合体。在实行医疗保险第三方付费情况下，由于信息不对称的存在，医保机构无法对患者的消费行为进行有效监督，而落后的"按服务项目付费"支付制度也无法调动医生对患者的过度消费行为进行监督的积极性。患者基于自身利益，有选择大医院、多检查、用贵药、多住院的消费冲动；而在当前医生流动不足以及尚未建立科学的绩效考评机制情况下，医生为了实现职业成就感、降低职业风险、增加薪酬等自身效用最大化目标，会利用医患信息不对称，诱导患者"多检查、多住院、用贵药"医疗需求，这和患者的偏好结合在一起，在没有"社区首诊制"等制度约束下，就会形成医院科室多进设备、进高端设备、多设床位的过度投资需求。

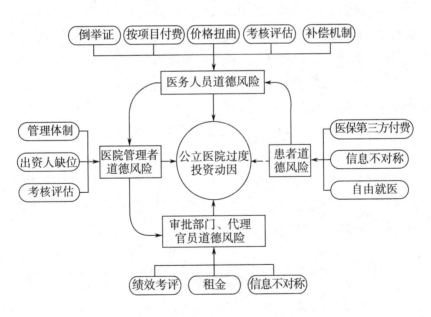

图4-3　公立医院过度投资动因机理

医院管理者则基于声誉、薪酬、控制权收益、构建医疗帝国等需求，有盖楼、增床位、进高端设备等改善医院环境、扩大医院规模的欲望，这一点和患者、医生目标一致；而目前医院所面临的"多头管理、多层管理"管理体制不健全，造成的公立医院出现所有者缺位、政府部门监管不力的局面，与此同时，也没有建立科学的绩效评估制度，使医院管理者过度投资行为无法得到有效遏制。所以我们认为来自患者、医生、医院管理者的多重道德风险是公立医院过度投资的驱动因素。

公立医院进行基础建设以及大型医疗设备的购置需政府相关部门审批同意，并颁发相关许可证书，医院方可进行投资，具体来说，大型医疗设备审批权在卫生行政主管部门，基础建设虽然审批权在发改委，但需要卫生行政主管部门进行可行性论证，显然卫生主管部门在医院大型固定资产的购置中起着决定作用。在审批过程中，由于信息不对称，究竟哪些项目应该批，主管部门无法准确判断；而主管部门基于部门控制力的需要，实际上也愿意公立医院过度投资，同时作为执行审批的代理官员，出于个人利益，存在获得公立医院管理者寻租的租金、偷懒等道德风险，并没有对项目进行严格审批，甚至故意使坏项目上马，使审批形同虚设，医院内部过度投资需求缺乏制度的约束。

显然，医疗行业自身的特殊性以及我国公立医院特殊的制度安排使得公立医院各利益相关者都存在严重的道德风险，具体到投资，患者、医生、医院管理者、政府监管部门都存在强烈的过度投资冲动（公立医院过度投资动因形成机理可用上图4-3展示），使我国有相当一部分公立医院出现可能出现过度投资问题。

本章小结

本章采用委托代理分析框架分析了我国公立医院在当前制度背景下，各层委托代理人基于自身利益，可能出现的过度投资道德风险，即公立医院过度投资动机分析，进而提出公立医院过度投资存在性的研究假设。具体来说通过四节来实现的。

第一节，公立医院特殊委托代理关系。基于公立医院"政府投资兴办""事业单位"以及"医疗保险机构付费第三方介入"的特征，分析了公立医院存在的特殊委托关系。

第二节，基于公立医院投资需方多重道德风险下的分析。患者基于自身利益有过度消费的道德风险，医生基于自身利益有诱导需求提供过度医疗服务的道德风险，患者和医生的道德风险作用于公立医院投资就产生过度投资的需求，这些需求的实现要借助于医院管理者的投资决策来实现，而医院管理者则基于自身声誉、薪酬、控制权等需要也有过度投资的动机。从而在过度投资需求上，患者、医生、医院管理者三者的目标是一致的。

第三节，基于监管部门审批环节道德风险的过度投资动因分析。大型固定资产投资还需政府部门的审批，由于信息不对称的存在，政府审批部门无法准确判断项目的合理性，更重要的是政府部门基于部门利益以及官员的道德风险也希望公立医院过度投资，所以造成很多不该批的"坏项目"上马，即出现过度投资。

第四节，公立医院过度投资存在性研究假设的提出。这一节在对第二节和第三节总结的基础上，给出了公立医院过度投资动因作用机理图，并提出了"相当一部分公立医院存在过度投资问题"。

第五章　公立医院过度投资判断
与度量研究

公立医院是否存在过度投资？过度投资的程度如何？要回答这两个问题就要对公立医院的过度投资进行判断和度量，本章将借鉴企业过度投资的度量方法，对公立医院过度投资的存在性及其程度进行度量，以便对本书第四章所提出的假设进行实证检验。以下将分三节内容展开，分别是公立医院非效率投资内涵的界定、公立医院过度投资度量模型的构建和公立医院过度投资度量经验数据分析。

第一节　公立医院非效率投资内涵的界定

过度投资是组织非效率投资行为的一种，要对公立医院过度投资进行度量，必须首先弄清楚什么是效率投资，什么是非效率投资。公立医院是政府主办的非营利性医疗机构，关于非营利组织的投资决策研究国内外一直都是通过借鉴企业投资决策研究并考虑非营利组织的特殊性基础上展开的，因此，我们首先综述公司效率投资和非效率投资的界定。

一、企业非效率投资内涵的界定

企业非效率投资的界定，国内外研究者们并没有形成一致的观点，基于不同的研究目的和研究视角，给出的界定也不一样。

比如西方学者基于多元化背景企业内部资本市场对投资效率和非效率的定义。Williamson（1976）指出，企业总部通过内部资本市场的竞争将资源配置在最有效率的地方，效率的投资使各分部间的边际收益率一致。后来学者认为，企业内部资本市场比外部资本市场更容易损害企业价值，存在基于平均主义、寻租和交叉补贴等非效率投资行为，即在较弱的业务领域出现过度投资，而在较强的领域出现投资不足。曾牧（2011）认为，这只是基于公司治理的经验性概念，并没有准确反映投资的本质和内涵。

第二种界定是基于公司财务学投资决策理论进行的界定。Jensen and Meckling（1976）首次提出过度投资概念，即用负净现值的项目替代一个较低风险的项目或者是将一个负净现值项目增加到企业现存项目中就被称为过度投资。Myers（1977）将投资不足定义为企业放弃一些正净现值项目。也就是说当企业所有的NPV大于零的项目都被实施直到NPV为零，这时企业达到均衡，企业实现价值最大化。

实际上，在企业所有NPV大于零的项目都被实施时，反映在企业资本存量上也正好达到合意资本存量，即资本边际成本等于边际收益时的资本存量，也满足凯恩斯等从资本存量投资理论对投资效率的界定。所以将NPV准则作为衡量企业投资效率与非效率的标准是科学的，体现了投资的内涵。鉴于"NPV投资准则"与和合意资本存量的关系，也提供给学者们一条度量非效率投资的思路。企业所投资的项目净现值是否大于零，由于信息不对称的存在，企业外部人士是无法得知的，也就无法度量企业是否存在非效率投资。而当企业将所有大于零的投资项目都投资完毕时，企业的资本存量正好处于最优，所以我们就可以通过实际投资与最优投资的对比来度量非效率投资。因此，也有学者将非效率投资定义为：企业非效率投资以投资不足和投资过度为形式的，造成实际资本存量偏离合意资本存量的投资行为。

二、公立医院非效率投资的界定

公立医院作为非营利组织，不同于营利性的企业，那么以上关于企业效率投资界定的"NPV原则"究竟适不适合公立医院呢？作为公司理财学中的投资决策判断方法之一"净现值法"显然是基于企业的财务管理目标提出的，尤其衍生出的非效率投资"NPV原则"判断标准究竟适合不适公立医院，我们需要看这一判断标准有没有违背公立医院的财务管理目标。因此，我们认为公立医院效率投资的界定应当从公立医院的财务管理目标出发。

由于营利性医院在性质上和普通的企业一样，其财务管理目标自然也和普通企业的定义一样，没有再研究的必要，因此国外对医院财务管理目标的研究主要是针对非营利性医院展开的。查阅文献，非营利医院财务管理的目标早在20世纪60年代就有学者进行研究，但至今也没有形成一致的研究结论，主要的提法有：R. G. Rice（1966）"医院销售收入最大化"、J. Newhouse（1970）的"服务数量最大化"、Maw Lin Lee（1971）的"效用最大化"以及John J. Dran（1981）的"医院价值的保值和增值"等。2010年颁布的《公立医院改革试点意见》明确了"公立医院回归公益"的改革方向，同时提出要改革公立医院管理体制、法人治理机制、内部运行机制完善分配激励机制，提高运营效率。新医改的这些规定预示着未来对公立医院的定位将由过去的"福利事业型"组织定位转变为"公益经营型"组织。受计划经济体制的影响，一直以来大家形成共识是"公立医院事业单位，不需要考虑成本，不需要讲究效率，财务目标在公立医院众多目标中并非首要目标"，但是公立医院其他运营目标实现的一个前提就是"生存"，而要生存公立医院就至少要做到"医院价值的保值"，甚至是"增值"；另一方面，公立医院的资产是国有资产的重要组成部分，国有资产管理的首要目标就是确保国有资产的保值增值，实现"医院价值的保值、增值"，也是医院国有资产管理的应有之义。目前，各地正在试点管理体制改革，探索管办分离的有效方式，以后公立医院管办分离全面推开以后，有专门的类似国家资产管理委员会的政府部门来履行公立医院的出资责任，必然会强调公立医院国有资产的保值增值。因此，我们认为公立医院的财务管理目标应当是"医院价值的保值和增值"。基于此财务管理目标，我们来分析以上企业效率投资的"NPV原则"是否适合公立医院。

对于营利性企业，在资本可利用的情况下，会寻找一切可投资的机会以实现投资的边际成本等于边际收益，达到企业价值最大化，因此将投资于所有净现值（NPV）大于零的项目。如图5-1所示，在图a中，营利性的企业最理想的投资水平应该在I^*，以实现企业价值的最大化，任何投资超过I^*，即投资于负净现值（NPV）的项目，就会出现投资的成本超过投资的收益，出现损害公司价值最大化的行为。图b表明，企业所从事的投资影响其价值，在某一时期，只要企业投资于收益大于边际成本的项目，其价值就会从初始的V_0直到达到最大值V_{max}。在企业最大值V_{max}，企业已经投资完了所有净现值大于零的项目，当投资额超过I^*时，公司价值就会从最大值V_{max}下降。然而，如果公司确实投资了净现值小于零的项目，只要总投资不超过I_Z，那么相比没有进行任何投资而言，公司的总价值就不会受损。图a中，在I_Z点上，边际成本曲线以下的面积正好等于边际收益曲线以下的面积，也就是说只要投资总额不超过I_Z，即只要在这一时期公司投资的所有项目的总NPV不小于零，公司即使投资于NPV小于零的项目也不会使公司总价值受损。再比如，在图a和图b中，如果公司的投资在I_n点，此时公司的边际成本低于边际收益的金额为图a中的ade面积，然而公司在此投资水平上的价值与投资水平在I_r上的价值相等，因为投资I_n所造成的边际成本高于边际收益的部分ade已经被边际收益高于边际成本的部分所抵消。基于此分析，我们认为，在某一时期内公司如果实施了一部分NPV小于零的投资项目，也不一定就比公司什么投资项目都不实施会给公司带来更多的负效应。但是，对于营利性的企业来说，如果以企业价值最大化为目标，投资水平是不会超过I^*的，超过了I^*，就是出现过度投资了；

如果投资水平没有达到I^*而放弃投资机会，就是出现了投资不足。

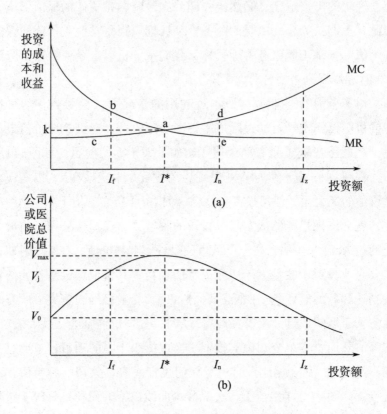

图5-1　投资与企业或医院价值关系图

对于公立医院来说，虽然公共卫生、健康教育、疾病控制、妇幼保健等具有纯公共物品性质的卫生服务已经由社区医院或者疾病防控中心等特定机构来提供，但公立医院仍然肩负着基本医疗、重大疑难杂症的科学攻关、人才培养等社会责任，这些虽然不是纯粹意义上的公共物品，因具有明显的外部效应，从经济学角度应当列为准公共物品。公立医院为提供这些服务项目所进行的投资，其NPV从公立医院微观层面看有可能会出现小于零的情况。除了以上服务外，公立医院也提供着大量其他医疗服务，而这些医疗服务能给医院带来利润的，为开展这些医疗服务所进行的投资，其NPV是大于零，这些NPV大于零的项目可以对NPV小于零的项目进行一定弥补，使公立医院在一定时期内做到保值或者增值。因此，我们认为公立医院效率投资的界定标准可以是"在某一定时期内，其所有投资项目的总NPV值不小于零。如果小于零，就出现投资过度；如果没有投资完所有NPV大于零的项目，就出现投资不足"。对公立医院过度投资的判断标准解释是：当公立医院将所有净现值大于零的项目实施完毕后，还可以继续实施净现值为负的投资项目，直到这一时期公立医院实施的全部投资项目的净现值之和为零时，公立医院的投资实现均衡；如果继续实施净现值为负的项目，就出现过度投资。

第二节 公立医院过度投资度量模型的构建

对于医院的非效率投资的度量，国内外学者尚无人进行研究。本文将采用实际投资支出与最优投资支出之差来度量公立医院的过度投资程度，这种方法的关键是确定公立医院的最优投资水平。古典经济学认为，最优投资水平是信息完全对称且企业内部不存在代理问题情况下完全由企业的投资机会决定的投资规模。Hayashi（1982）已证明在严格的完美市场条件假设下，企业的最优投资率是企业成长机会变量的函数。公立医院作为一个运营实体，成长机会一样是其进行固定资产投资的原动力，因此其最优投资水平也应当是成长机会的函数，即$I^*=f(\text{growth})$。

一、对企业成长机会变量的文献回顾

国内外学者在实证研究中对企业成长机会变量的选择可以分为两种方式：

1.采用市场价值相关指标来衡量

这类变量包括托宾Q、EVA和市净率等。鉴于托宾Q既具有严格理论支持的优点又具有数据容易取得、计算简便的优点，在国内外公司相关研究中运用最为广泛。比如国外Miguel A. Ferreira（2004）等；国内学者童光荣（2005）等使用托宾Q作为成长机会替代变量分析资本结构和长期银行债务使用之间的关系；赵山（2006）将托宾Q作为成长机会的替代变量，对上市公司资本结构决定因素进行实证分析，发现过去增长率高的企业未来并不一定会有好的增长机会，只有具备良好的投资项目同时为项目做好融资准备的上市公司，未来才会有较好的增长机会。但托宾Q显然更多地适用于资本市场发展相对完善的西方国家，而在我国资本市场尚不完善的背景下，托宾Q的运用还存在局限性。有学者使用EVA作为替代变量，但EVA却具有计算过程复杂及估算成分过多等不足，在运用上受到局限。市净率指标也反映了市场价值，在一定程度上可以衡量企业的成长机会，如谢军（2006）在其文章中以市净率作为成长机会的替代变量，比较分析了企业成长机会对股利政策股权效应影响程度。但是市净率只适用于净资产为正的企业，对净资产小于零的企业不具有实际意义，并且市净率的计算也无法考虑非流通股的影响，因此并不是较为合适的成长机会替代变量。

2.与市场价值无关的变量

这类变量主要是一些衡量成长速度的变量，包括总资产增长率、净资产增长率、主营业务收入增长率等及以上若干个指标的综合因子。考虑到我国资本市场的特殊性，国内学者多使用此类指标作为替代变量，其中总资产增长率指标的应用最为广泛。比如，连玉君等（2006）、姜付秀（2006）等。相比总资产增长率指标，净资产增长率、主营业务收入增长率等指标的应用相对较少。有部分学者将以上指标进行因子分析，采用综合因子作为替代变量，比如曹廷求（2004）采用主营业务资产收益率、主营业务收入增长率、总资产增长率的综合因子为替代变量；高鹤（2006）采用总资产增长率、净资产收益增长率、净利润增长率、主营业务收入增长率、主营业务利润占利润总额比例增长率和营业成本比例增长率的综合因子作为替代变量；杨亦民（2006）等采用主营业务收入增长率、主营业务利润增长率和净资产增长率的综合因子作为替代变量。相比单个变量，综合因子的方法反映的成长机会信息要更全面些，但在变量的选取上主观因素的影响很大，需要具有深刻的理论背景和较高的技术含量。

二、国外医院成长机会变量的选择

在国外，由于营利性医院在财务管理方面和普通企业没有区别，所以专门针对营利性医院的相关研究不多。而因非营利性医院不能对外募集权益性资金，没有对应的股票交易市场，也就无法衡量其市场价值，所以在衡量非营利医院的成长机会不能选择托宾Q作为替代变量。国外文献表明：医院未来成长机会实际上来自于医院所面临的市场，具体包括市场需求、市场竞争情况和医院所处的规制环境三方面。其中市场需求又包括服务市场需求和要素市场需求，研究中经常使用服务辐射地区的人口数量和年龄结构及医疗服务的支付能力衡量服务市场需求情况；用医生的供给情况作为衡量要素市场需求的衡量指标。比如Kristin L. Reiter（2008）选择65岁以上人口比和人均可支配收入两个变量；Tae Hyun Kim（2008）则选择地区总人口数、65岁以上人口比例、人均收入、失业率、医生人数占总人口的比重五个变量，前两个变量表示人口的数量和年龄，中间两个变量表示居民医疗服务的支付能力，最后一个变量表示市场中的医生供给情况。市场竞争的衡量指标经常选择市场的竞争程度比如赫芬达尔指数以及市场的医院数两个指标。医院成长机会第二个决定因素来自于医院自身的运营状况，这部分指标选取上，国外研究者既借鉴企业的相关研究又考虑医疗机构自身的特征。Kristin L. Reiter（2008）包括资产收益率（ROA）、权益收益率（ROE）、床位使用率（occupancy rate）、运营费用（operating expenses）以及净病人收入（net patient revenue）。Tae Hyun Kim（2008）则包括床位使用率、设备使用年限、高科技服务情况以及病例组合指数四个指标。

三、公立医院成长机会变量及最优投资理论模型

依据资源依赖理论，任何现代型组织都生存在一个开放性的系统中，经受着来自组织外部环境以及其他组织的影响和冲击。为了获得生存发展所必须的资源，组织不得不和其他组织相互往来，形成一种互换关系。组织所处的环境不确定性和复杂性越大，组织管理和处理这些关系就越困难。显然，基于资源依赖理论，组织的生存依赖于其怎样很好地管理和使用其在这个环境中的权利关系。然而，如果组织能够增加资源的拥有数量，就可以减少其对其他组织的依赖性。公立医院作为政府主办的非营利医院，其生存和发展受制于医疗市场本身的需求、受制于政府部门的财政投入及监督、受制于供应商的医药卫生材料的供给，同时还受制于作为付费第三方的医保部门，如果医院能够占有或者控制足够多的资源，在市场中保持可持续的竞争优势，那么就可以减少对以上这些组织的依赖。这里的资源对于公立医院来说就是病人、医生和资本，均来自于公立医院所面临的市场，而对资源的占有和使用能力则取决于医院的历史运营能力。我们认为公立医院的成长机会可以从市场因素和运营因素两方面来衡量，其中市场因素从市场需求、市场竞争、医生的供给三个方面来寻找替代变量，运营因素则从公立医院资产使用效率方面寻找变量。但是必须注意，作为政府主办的非营利医院，公立医院在药品卫生材料等存货的购进、医疗服务范围和收费价格都受到政府的管制，所以在衡量公立医院成长机会时，不能忽略公立医院所面临的规制环境，具体结合公立医院所面临的政策大环境进行选取。基于以上理论分析，我们构建公立医院最优投资决定理论模型为：

$$NI_t^*=f\left(growth\right)=\delta_0+\delta_1 market_t+\delta_2 opert_{-1}+\delta_3 regu_i\ （模型5-1）$$

其中NI表示投资支出率，$market$表示成长机会中的市场因素，$opert$表示成长机会中的历史运营因素，$regu$表示医院所面临的政策约束。

第三节 公立医院过度投资度量经验数据分析

一、样本数据

在样本数据的选择上，做如下考虑：

1.B地区医疗机构所有者权属也较复杂。这里既有直属中央的公立医院，也有归属B地区政府的公立医院以及归属各区县级政府的公立医院；还有归属国有企事业单位、高校、军队等组织的公立医院，俗称"八路军"。隶属部门不同，医院的资金来源渠道也不同，在发展水平上也不同，信息上报披露要求也不同。截止目前，公立医院财务信息尚未公开披露，基于数据的可获得性，本书在选取样本医院时只选取了B地区各级政府卫生主管部门所属的公立医院。

2.鉴于新医改方案明确规定一级医院将转变为社区医院，与二级和三级医院不同，将适用《基层医疗机构会计制度》，因此，本文在分析时，剔除了一级医院。B地区公立医院中该地区各级政府主管的所有二级医院和三级医院，其中二级医院114家，三级医院57家，共计171家，剔除数据不全的三级医院和二级医院各一家，入选的样本医院数为169家。

3.在期间选择上，则要剔除新医改的影响，以2010年之前的数据为分析依据，具体来说，本文选取2005—2009年为研究期间。由于因变量"固定资产投资支出"定义为"期末固定资产—期初固定资产"，5年期间只有4年观测值；而自变量中医院层面变量为了避免内生性问题，均选取变量的滞后一期，因此，5年期间共有3年的观测值，共507个观测值。文中关于市场层面数据取自B地区统计信息网的B地区统计年鉴及B地区卫生信息网的B地区卫生统计年鉴；而医院层面数据以及后文实证检验模型数据取自B地区公立医院上报的财务报表。

二、实证模型及变量

为了度量公立医院的过度投资，我们需要测算出公立医院的最优投资函数。论文研究所选择的样本期间为2005—2009年，这一时期正处于上一轮医疗卫生体制改革定位于"基本不成功"，正在酝酿新一轮医疗卫生体制改革方案的过渡时期，在此期间政府基本未出台对于公立医院的政策法规。因此，我们在讲上一节公立医院最优投资理论模型发展为实证分析模型时剔除了"政策约束（REGU）"变量，构建的实证分析模型如下：

$$NI_{i,\,t}^{*} = \alpha_0 + \alpha_1 MARKET_{i,\,t} + \alpha_2 OPER_{i,\,t-1} + \alpha_3 control_t + \varepsilon_{i,\,t}\quad（模型5-2）$$

模型变量的选取上，主要借鉴Tae Hyun Kim（2008）（见表5-1），考虑到我国公立医院的实际情况，对变量做了如下调整：

新医改启动的公立医院改革已经明确将公立医院中的一级医院转变为社区医院，主要提供基本医疗服务，作为基层医疗机构，与二级和三级医院不同，执行专门的基层医疗卫生机构会计制度，本文所选取的数据也剔除了一级医院，所以Tae Hyun Kim（2008）的市场因素中的第一个变量对本文研究没有意义，所以剔除该变量。另外，近10年来，高校扩招的结果是在许多领域都出现供大于求的现象，虽然医疗卫生行业具备较高的专业壁垒，使其就业形势略好于其他行业，但在整体上仍然是供大于求，所以在医疗市场医务人员要素供给上并不会成为医院发展的制约因素，有鉴于此，我们剔除了变量"医务人员占比"。

赫芬达尔指数是用来反映市场集中度的指标，其计算公式是

$H=\sum\limits_{i=1}^{n}(\dfrac{X_i}{X})^2=\sum\limits_{i=1}^{n}S_i^2$。本文在计算公立医院最优投资水平时，将B地区公立医院按照B地区的行政区域划分，每个区县为一个市场，如果将该指标作为计算公立医院最优投资水平的一个市场因素变量，只能评价每个市场在医疗服务的市场集中程度，无法得知每个医院的市场份额，不利于预测每个医院的最优投资规模，因此本文选择"市场占有率"变量作为赫芬达尔指数的替代变量，具体计算采用"样本医院当年总诊疗人次"与"地区市场总诊疗人次比"。诊疗人次是医院进行治疗的总人次数，是衡量医院服务量的重要指标。

表5-1　Tae Hyun Kim（2008）模型市场及运营变量及其定义

变量名称	变量符号	变量定义
市场因素变量	MARKET	
基本医疗服务医务人员比	PCPs to all MDs	全科医生人数/医生总数
医务人员占总人口比	MDs to population	医生总数/总人口数
地区总人口数	Population size	地区总人数取对数
65岁以上人口占比	Population over 65	65岁以上人口/地区总人口
人均收入	Per capita income	人均收入取对数
赫芬达尔指数	Hirshman-Herfindahl index	Σ（住院天数/市场总住院天数）²
CON制度效果	CON stringency	CON评分
HMO覆盖率	HMO penetration	城市居民HMO参加率
运营能力因素变量	OPERATING	
床位使用率	Occupancy rate	住院天数/（总床位数*365）
高科技服务情况	High-tech services	CT、PET、MRI数目超过3，为1，否则为0
服务复杂程度	Case-mix index	病例组合指数

"CON制度效果"变量反映美国实施CON制度后医疗服务情况，属于市场规制类变量，本文选择的样本时间段为2005—2009年之间，这一时期公立医院的制度环境相对比较稳定，因此本文变量中也剔除了该类指标。

社会保险制度中的社会医疗保险覆盖情况会影响到医院的市场需求。我国基本医疗保险包括城镇职工医疗保险和新型农村合作医疗及城镇居民医疗保险三种。其中，城镇职工医疗保险制度始于1998年，参保对象覆盖所有的用人单位和职工；2003年开始试点新型农村合作医疗，参保对象为农业人口，坚持"政府主导、自愿参保"，B地区则在2002年就开始试点，2004年已经在13个以农业人口为主的区县全面铺开，2009年参合率达到农业人口的95.67%；2007年我国部分地区开始试点城镇居民医疗保险，主要参保对象为城镇未成年人和没有工作的居民，同样是"政府主导、自愿参保"，2008年已经基本覆盖了所有的城镇无工作居民。本文选择的样本期间为2005—2009年，由于投资支出采用期末固定资产与期初固定资产的差额，所以实际涉及的样本值在2006—2009年。以上分析可以得知，2007年B地区已基本做到了全民医疗保险，所以无须考虑"医保覆盖率"这类变量。

在Operating类指标中，我们剔除了"高科技服务情况"变量。一般来说，医院诊断治疗的疾病越复杂，对医疗设备要求就越高，因此在"高科技服务情况""病例复杂程度"两个变量只需选择其中一个变量即可。国外文献中"病例复杂程度"的常用替代变量是"病例组合指数（case-mix index）"，在实行按病种付费的医保费用支付方式下，医保中心会计算每个医院的病例组合指数，但是这种医疗费用支付方式在我国尚未全面推开，无法取得样本医院的病例组合指数。理论上讲，病情越复杂，所耗用的医疗费用就越高，因此"病例复杂程度"的替代变量也可以选择"平均每人每日医疗费"。

另外，参考企业成长机会的衡量指标，我们增加了"诊疗人次增长率""业务收入增长率""总住院床日"变量，并增加了现金存量（CASH）和资本支出滞后一期（$CAPEX_{t-1}$）两个控制变量。

综上考虑，本文最终选择的公立医院成长机会变量及其定义见表5-2。

表5-2　实证分析模型变量及其定义

	变量名称	变量符号	变量定义
因变量	投资支出	NI	（期末固定资产—期初固定资产）/期末总资产
自变量	Market factors		
	地区总人口数	LN_POP	地区总人数取对数
	人均可支配收入	LN_PCI	人均可支配收入取对数
	市场占有率	MARKR	诊疗人次/地区总诊疗人次
	Operational factors		
	床位使用率	OCCUR	住院天数/（总床位数*365）
	人均日住院费用	LN_INFF	总住院费用/（平均住院天数*出院人次）
	诊疗人次增长率	VIGW	（本期诊疗人次—上期诊疗人次）/上期诊疗人次
	业务收入增长率	GRRE	（本期业务收入—上期业务收入）/上期业务收入
	住院总天数	LN_INDAY	住院总天数取对数
	医院级别	LEVEL	三级医院为1，二级医院为0
控制变量	现金存量	CASH	（货币资金+短期投资）/期末总资产
	上期投资支出	$CAPEX_{t-1}$	投资支出的滞后一期

　　"地区总人口数"变量是医疗市场需求的基本决定因素，地区总人口数越多，医疗服务的需求也越多，医院所面临的成长机会也越多，所以我们预期该变量与投资支出呈正相关关系；"人均可支配收入"代表着地区人口对医疗服务的购买能力，如果人口的可支配收入过低，即使有看病就医的需要，也无法形成有效的医疗服务需求。在新型农村合作医疗制度建立起来之前，我国很多贫困地区的农民经常处于"小病扛着，大病拖着""一人得病，全家陷入困境"的状态，就是没有医疗服务的购买能力。因此，当人均可支配收入越高，人们医疗服务需求就越旺盛，医院的成长机会就越多，我们预期人均可支配收入与投资支出呈正相关关系；"市场占有率"是用来衡量医院市场竞争能力的变量，一般来说，医院在地区市场中所占有的市场份额越多，自然成长机会也越大，所以我们预

期该变量与投资支出呈正相关关系；"床位使用率"是医院使用的床位与实有床位的比率，即实际占用总床日数与实际开放的总床日数之比，反映医院病床的工作负荷情况，有没有扩充病床的需要，显然，床位使用率越高，医院的投资支出就越多，两者之间是正相关关系。"人均日住院费用"如前文解释，是反映医院医疗服务复杂程度的变量，医疗服务越复杂，就越需要高技术的医疗设备，投资支出需求就越多。"诊疗人次增长率"和"业务收入增长率"是反映医院成长机会增长速度的变量，预期与医院投资支出呈正相关关系。"总住院天数""现金存量""医院上年度投资支出""医院级别"为控制变量。

三、描述性统计

表5-3列出了模型变量的描述性统计结果。在B地区公立医院507个观测年样本中，新增投资支出率的均值为0.046，新增投资支出率最高为0.429，最低为-0.18，中位数为0.039，标准差为0.078；对于地区人口总数变量（LN_POP），最大值为6.049，最小值3.408，中位数为4.654，标准差为0.84；人均可支配收入变量（LN_PCI），最大值为4.487，最小值为4.304，均值为4.404，中位数为4.407，标准差为0.055，可以看出B地区各区县的人均可支配收入差别不大；市场占有率变量（MARKR），最高值高达0.757，也就是拥有所在行政区域市场份额的0.75，最小值仅为0.001，均值为0.129，中位数0.048，显然B地区公立医院市场集中度很高，即大医院垄断着B地区的医疗市场；床位使用率变量（OCCUR），最高值达1.368，最小值为0，这是因为样本医院中有小部分医院没有开设床位，均值为0.797，如果剔除没有床位的医院，均值还会有所提高。中位数为0.831，75分位数为0.951，表明75%的年观测样本，其床位使用率都在95.1%，而一半以上的年观测样本，床位使用率都在83.1%。而据国际经验，80%的床位使用率是比较合适的。显然B地区公立医院中

有部分医院存在较为严重的加床现象，据作者前期调查，这种现象多集中在大型的三甲医院中。人均日住院费用变量（LN_INFF），最大值为8.137，最小值为4.201，均值为6.407，中位数6.490，标准差为0.619，说明B地区公立医院提供医疗服务的复杂程度差别还是比较大的。诊疗人次增长率（GRVI）变量，最大值为3.483，最小值为-0.977，均值为0.107，中位数为0.096，标准差为0.348。业务收入增长率变量（GRRE），最大值为1.60，最小值为-0.752，均值为0.181，中位数为0.177，标准差为0.203。

表5-3　描述性统计结果

变量	极小值	25分位	50分位	75分位	极大值	均值	标准差
NI	−0.18	0.010	0.039	0.070	0.429	0.046	0.078
LN_POP	3.408	4.212	4.654	5.459	6.049	4.792	0.840
LN_PCI	4.304	4.353	4.407	4.448	4.487	4.404	0.055
MARKR	0.001	0.023	0.048	0.194	0.757	0.129	0.163
OCCUR	0.000	0.692	0.831	0.951	1.368	0.797	0.237
LN_INFF	4.201	6.109	6.490	6.779	8.137	6.407	0.619
GRVI	−0.977	0.015	0.096	0.177	3.483	0.107	0.348
GRRE	−0.752	0.109	0.177	0.238	1.600	0.181	0.203
CASH	0.003	0.091	0.145	0.240	0.944	0.182	0.137
CAPEX	−0.255	0.020	0.045	0.077	0.429	0.055	0.085
LN_INDAY	6.884	10.673	11.682	12.385	13.249	11.384	1.243
LEVEL	0.000	0.000	0.000	1.000	1.000	0.324	0.469

四、公立医院最优投资函数的构建

公立医院固定资产最优投资决定因素实证结果如下表所示：在表5-4（1）列里，变量"固定资产投资支出滞后一期（CAPE$_{t-1}$）""现金存量滞后一期（CASH$_{t-1}$）""业务收入增长率滞后一期（GRRE$_{t-1}$）""总住院床日滞后一期（LN_INDAY$_{t-1}$）"得到验证，与公立医院固定资产投资支出呈显著正相关关系。其余变量没有得到有效验证，尤其是"床位使用率"变量和服务复杂性的替代变量"人均日住院费用"实证结果与预期相反，与公立医院固定资产投资支出呈负相关关系，即"床位使用率越高，医院的固定资产投资支出越少""医院的业务越复杂，固定资产投资支出越少"，这有悖于事实。因此我们将没有得到验证的变量剔除，仅保留"固定资产投资支出滞后一期（$CAPE_{t-1}$）""现金存量滞后一期（$CASH_{t-1}$）""业务收入增长率滞后一期（$GRRE_{t-1}$）""总住院床日滞后一期（LN_INDAY_{t-1}）"四个变量，再次回归，结果列示于表5-4的（2）列，可以看出四个变量的显著性与（1）中相比基本保持一致，并且变量的总体拟合优度由（1）列的0.083提高到0.090，再次说明这四个变量是公立医院最优投资规模的主要决定因素。鉴于在（1）列中，"地区人口总数（LN_POP_t）"和"诊疗人次增长率滞后一期（$GRVI_{t-1}$）"两个变量的回归系数与预期相同，我们再次将两个变量加入回归模型，实证结果见（3）列，结果仍然显示两个变量与公立医院固定资产投资支出没有显著的相关关系，但是我们发现加入这两个变量后，相比（2）列，在（3）列中显著相关的四个变量中有三个变量的t值都有一定的提高，且模型的总体拟合效果也得到了一定的提高，即调整R^2由（2）列的0.090提高到（3）列的0.120。基于此，我们在公立医院固定资产最优投资模型中保留了"地区人口总数（LN_POP_t）"变量和"诊疗人次增长率（$GRVI_{t-1}$）"两个变量。

表5-4　公立医院固定资产最优投资决定因素实证结果

变量	（1）	（2）	（3）
LN_POP_t	0.078 （0.896）		0.089 （1.068）
$GRRE_{t-1}$	0.245** （2.531）	0.166** （1.987）	0.171** （2.050）
$GRVI_{t-1}$	0.118 （1.387）		0.098 （1.173）
$MARKR_t$	0.012 （0.106）		
LN_PCI	0.092 （0.926）		
LN_INFF_{t-1}	−0.182 （−1.003）		
$OCCR_{t-1}$	−0.223 （−1.548）		

变量	（1）	（2）	（3）
LEVEL$_t$	0.059		
	（0.648）		
CAPE$_{t-1}$	0.124*	0.136*	0.119*
	（1.763）	（1.719）	（1.733）
LN_INDAY$_{t-1}$	0.514**	0.217**	0.196**
	（2.155）	（2.591）	（2.305）
CASH$_{t-1}$	0.202**	0.179**	0.170**
	（2.262）	（2.135）	（2.022）
调整R2	0.083	0.090	0.120
N	507	507	507
F	2.163**	4.170***	3.231***

注：★★★、★★、★分别表示统计检验的显著性水平为1%、5%和10%。

我们构建B地区公立医院固定资产最优投资函数：

$$NI_{i,\ t}=0.089LN\_POP_{i,\ t}+0.119CAPE_{i,\ t-1}+0.170CASH_{i,\ t-1}+0.171GRRE_{i,\ t-1}+0.196LN\_INDAY_{i,\ t-1}+0.098GRVI_{i,\ t-1}$$

将样本医院的各变量实际数据带入公立医院最优投资函数，度量出各样本公立医院最优投资规模。将样本医院实际投资支出水平与最优投资水平对比，如果实际投资支出大于最优投资水平，即模型的残差大于零，为过度投资；如果实际投资支出小于最优投资水平，即模型的残差小于零，为投资不足。

表5-5是对样本医院的最优投资水平和非效率投资及各非效率投资类型所做的描述性统计分析：NI$_{\varepsilon new}$为非效率投资支出，OVER_NI和UNDER_NI分别为过度投资支出和投资支出不足；在507个观测样本中，有213个观测样本投资支出为过度投资，占观测样本总量的42%；有294个观测样本投资支出为投资不足，占观测样本总量的58%。依据Richardson（2006），残差的绝对值大小表示非效率投资的程度，绝对值越大，非效率投资的程度就越高，因此，我们对投资不足做描述性统计分析时，对其投资不足值取其绝对值进行分析。213个过度投资观测样本过度投资支出的均值为0.726，中位数

为0.391，过度投资最严重的为3.823，即过度投资最严重的医院，其当年的新增投资支出率相比其投资机会决定的最优投资支出率高3.823；294个投资不足观测样本，其投资支出不足的均值为0.524，中位数为0.396，投资不足最严重达3.460，即投资不足最严重的医院，其当前年新增投资支出相比起投资机会决定的最优投资支出率低346%。

表5-5　B地区公立医院固定资产非效率投资度量结果描述性统计分析

变量	N	极小值	25分位	50分位	75分位	极大值	均值	标准差
NIεnew	507	−3.460	−0.419	−0.087	0.294	3.823	0.000	0.932
UNDER_NI	294	0.019	0.155	0.396	0.622	3.460	0.524	0.611
OVER_NI	213	0.004	0.136	0.391	1.067	3.823	0.726	0.808

注：UNDER_NI取绝对值。

虽然观测样本中，出现投资不足的医院在数量上要大于投资过度的医院，但从数值分布上看，投资过度的样本均值要远远高于投资不足的样本均值。并且从给社会带来的危害来看，投资不足会影响医疗服务的可及性，毕竟它仅仅是没有做正确的事情；而投资过度不仅造成医疗资源的浪费，影响医疗服务的公平性，加剧医疗资源配置的不平衡性，更重要的是过度投资容易诱发医院的过度医疗行为，危害患者健康。而且本文前期现场调查发现投资不足大多是因为大型公立医院过度竞争抢夺医疗资源过度投资行为引发的中小医院的投资不足。从这个意义上来讲，研究公立医院的过度投资行为更重要更紧迫。

本章小结

本章是对本书第四章研究假设的实证检验，即验证公立医院是否存在过度投资，并对过度投资的程度做出度量。具体来说，本章通过公立医院非效率投资内涵的界定、公立医院过度投资度量模型的构建以及公立医院过度投资度量经验数据分析共三节内容展开。

第一节公立医院非效率投资内涵的界定。本章在详细解读新医改中公立医院的未来改革方向，认为公立医院的财务管理目标应当是"实现保值和增值"；然后从分析公立医院的财务管理目标出发，通过与普通企业财务管理目标对比，采用经济学中投资边际收益与边际成本分析模型，认为公立医院要实现其财务管理目标，其投资应当满足"在某一时期内，所有投资项目的净现值（NPV）之和应当不小于零"的条件，满足这一条件的投资就属于效率投资。公立医院过度投资的判断标准解释是：当公立医院将所有净现值大于零的项目实施完毕后，还可以继续实施净现值为负的投资项目，直到这一时期公立医院实施的全部投资项目的净现值之和为零时，公立医院的投资实现均衡；如果继续实施净现值为负的项目，就出现过度投资。

第二节公立医院过度投资度量模型的构建。本章参考国外非营利医院以及我国国有企业相关研究基础上，结合我国公立医院的实际情况，认为我国公立医院成长机会变量应当从市场因素、运营因素和规制因素三方面选取，并构建了我国公立医院过度投资度量的理论模型。

第三节公立医院过度投资度量经验数据分析。基于理论模型，论文构建了公立医院过度投资的实证分析模型，并以B地区政府控制的所有二三级公立医院作为样本医院，对公立医院过度投资进行了度量。度量结果表明，在507个年医院观测样本中，有212个年医院观测样本出现了过度投资，占总观测样本的42%。

第六章 多重道德风险、自由现金流量、财政补贴与公立医院过度投资实证研究

本书第四章分析了公立医院过度投资的可能性，第五章采用科学方法证明了公立医院确实存在过度投资，而本章将对过度投资与自由现金流量、当前财政补助政策和预算审批制度下的财政补贴的关系进行分析和实证检验。

第一节 研究假设

在本书的第四章，我们结合公立医院的特殊委托代理关系分析了公立医院过度投资的动因。分析发现由于：①医疗行业自身信息不对称的特性；②公立医院管理体制、监督机制、补偿机制的缺陷；③缺乏一套有效的激励制度。在公立医院运营过程中存在来自于患者、医务人员、医院管理者以及政府监管部门的多重道德风险，其中患者的道德风险表现为过度医疗消费，医务人员的道德风险表现在诱导需求，从而形成了对医疗设备、床位等投资的过度需求。而医院管理者则基于自身的利益，比如声誉、控制权、迎合上级部门考核、晋升等，也有在投资决策中过度投资的动机。而对于大型医疗设备、基本建设类固定资产投资中，政府审批部门由于部门利益以及审批官员自身利益，也会出现道德风险，导致审批流于形式，政府的监管没有发挥应有的效果。因此，我们认为公立医院

各方委托代理人的道德代理风险越严重，公立医院就越容易出现过度投资。基于此分析，我们提出本章的第一个假设。

假设6-1：公立医院道德代理风险越严重，其过度投资就越严重。

政府对公立医院进行价格管制，不论是采取"政府直接定价"政策还是采取"政府指导价"政策，政府制定价格的基础都是不含固定资产折旧和基本工资的医疗服务成本，所以一直以来政府对公立医院的基本建设和人员费用进行补助。1998年出台的《医院财务制度》规定医院的预算管理办法是"核定收支、定额或者定项补助、超支不补、结余留用"。2000年的《关于卫生事业补助政策的意见》明确对县级以上公立医院采取定项补助的办法，主要补助内容和范围包括：医疗机构开办和发展建设支出、离退休人员经费、临床重点学科研究经费、政策性原因造成的基本医疗服务亏损。显然医院固定资产投资仍在政府补助范围之内。1998年的医院财务制度同时又规定："医院可以从收支结余中提取资金用于固定资产的购置和员工奖金的发放。"这实际上明确了公立医院固定资产投资资金的两个来源渠道，即医院自有资金和财政补助。公立医院虽然拥有较强的过度投资冲动，但过度投资冲动的实现，还需要借助于充沛的资金来源的支持。以下分别对公立医院利用自有资金所引发的过度投资以及利用财政补助资金所引发的过度投资进行分析。

Jensen（1986）提出的自由现金流量假说认为，现代公司由于所有权与控制权分离，当其拥有的现金流较充沛时，掌握控制权的管理者可能将现金投入到能够带来私人利益但违背公司财务目标的项目，从而导致过度投资，即自由现金流量是公司过度投资的"催化剂"。相比公司来说，自由现金流量更容易诱发公立医院管理者的过度投资行为。首先，公立医院属于非营利医院，非营利医院与营利医院的区别之一就是非营利医院的盈余不能用于投资者的利润分配，只能用于医院发展之用。其次，公立医院同时享受着免税优惠和政府财政补助，相比完全依赖市场生存的普通企业来说，管理者的压力要小得多。再者，目前我国医疗付费方式仍然是"按项目付费"的后付费制度，医院的收入取决于其提供的服务量，未来的收入是可预测，相比后付费制度，医院的经营风险也小得多，医院管理者不需要保持太高的流动比率。最后，在我国目前畸形的医疗服务体系下，处于垄断地位的公立医院尤其是大中型公立医院基本没有来自市场的风险，并且医疗行业"供给能够诱导需求"的特殊性使公立医院没有设备饱和、闲置的风险。基于以上四层分析，当医院存在较充沛的自由现金流量，公立医院管理者基于自身利益的考虑，一定会选择进行固定资产投资。因此，提出本章的第二个研究假设：

假设6-2：自由现金流量充沛的公立医院更容易发生过度投资，且过度投资程度与自由现金流量呈正相关关系。

Kadappakkam et al.（1998）用6个OECE国家的企业做样本验证了自由现金流量过度投资，同时也证明大公司面临着更严重的代理冲突，因此也更容易出现自由现金流量过度投资。匡莉（2011）指出：医院占有的医疗服务市场规模越大，医院提供的医疗服务量增加也越快，医院投入的资源转变为收入和利润的速度就越快，就越有进一步扩张的物质基础。实际上我们在前文的分析中也隐含着这样的逻辑。自2004年起，社会上就开始出现"大型公立医院过度扩张"的声音，比如杜政治（2005）就呼吁"约束大医院无限扩张的冲动"，阎慧中（2007）指出"大型公立医院已经陷入规模扩张的怪圈，楼房越盖越高，设备越进越先进"，曹桂荣2010年接受《瞭望》新闻周刊记者采访时指出："规模扩大的主体是城市医院，尤其城市大医院扩张比较多、也比较快。"目前，我国公立医院的等级划分和医院的规模有着紧密的关系，三级医院的规模往往大于二级医院，而二级医院又大于一级医院。基于以上分析，可以认为三级医院自由现金流量过度投资比二级医院严重。我们提出本章的第三个研究假设。

假设6-3：相比二级医院，三级医院过度投资对自由现金流量更敏感。

政府对公立医院的四项补助中，离退休人员工资和亏损补助属于基本补助，在政府基本支出预算中列支；基本建设补助和科研教学补助属于专项补助，在政府项目支出预算中列支。而我国现行政府预算体制存在以下弊端：

首先，自2000年起，我国就开始实施部门预算制度。理论上讲，部门预算制度下支出预算采用零基预算的编制方法，预算中优先安排急需可行的项目。然而现有预算体制并没有对预算编制责任进行明确认定，导致预算申请实际上没有标准可循，各部门、各单位在编制预算时采用的仍然"基数预算法"。作者前期对医院财务部门访谈发现，医院在编制项目预算时要结合往年政府预算批复的额度，做一定比例的上浮作为当年预算申请的总额度，然后再分配到各科室。这种预算编制方法实际上是预算额度的分配，根据预算额度，决定申报哪些项目。这种制度下，在医院内部从各个科室到医院财务部门再到医院院长等高层管理者，都存在"财政资金不要白不要"的思想。为了克服这种现象，一些财政部门采取事先核定各医院预算控制数的办法。但是，这种做法实际上等于又给了各医院编制预算的"支出基数"；同时，既然给了各医院预算控制数，那么医院在编制预算时就不再关心基数部分的支出效果，而是将重点放在如何争取基数以外的资金，即陷入新的"争项目、争资金"之中。

其次，由于各医院上报的项目支出五花八门，并没有形成统一的评价标准，预算分配也缺乏可靠依据；信息不对称的存在更是加剧了预算审批部门对项目可行性判断的难度，使预算的申请和批准成了医院和预算审批部门之间相互讨价还价、相互博弈的过程，利益最大化的追求动机使医院采取尽可能多争取资金的预算策略，而预算审批部门在进行审核时则习惯采取"砍一刀"的削减办法。这种预算审批的博弈过程导致医院科室每到预算编制时都会挖空心思去思考尽可能多的项目，以便尽可能多地争取资金，而不是根据医院的发展战略和科室的发展目标做出的预算，更不会去考虑项目的未来社会效益。

最后，对预算资金的使用效果缺乏有效的绩效评估体系，也没有建立相应的问责机制。这样使各医院只关心能否申请到预算以及申请到多少预算，而预算审批、项目上马后却无人关心项目的真实效益及效果如何，即使项目失败了，医院管理者和预算审批者也不用承担预算责任和管理责任，没有相应的惩罚。如前文反复提到的医疗行业供给诱导需求的存在，只要项目上马，在医务人员的诱导下，总能给医院带来不菲的效益。另外，在实际中，当年预算执行情况还会影响到下年度预算审批额度。一般来说，如果当年预算执行情况不好，预算额度剩余太多，财政就会削减下年度预算额度，这也促使医院尽可能地多花预算，使不好的项目得以实施，造成预算执行中的松弛，出现过度投资。

总之，在这种预算审批制度下，医院管理者的逻辑是"只有多申请项目，才能多申请预算补助；只有多进行投资，下年度才能申请更多的资金"。因此，我们认为，医院获得财政补助越多，就越容易诱发公立医院出现过度投资，即提出本文的第四个假设：

假设6-4：在当前的财政资金预算制度下，公立医院获得的财政补助越多，越容易出现过度投资行为。

如前文所述，公立医院是政府兴办的非营利性医院，发挥着为居民提供公共卫生、基本医疗、科研教学，维护人民身体健康的社会功能。政府必须保证公立医院能够生存并且可持续地发展下去，而公立医院长期承担着"以低于成本价格提供医疗服务"的政策性负担，所以政府必须对公立医院进行补助。但是就补助内容来说，除了离退休人员工资这一项补助政府有明确的标准外，政府对公立医院其他各项财政补助都没有明确的标准，比如就基本建设补助来说，究竟哪些项目该补，哪些项目不该补，该补多少，政府根本无法判断。所以医院到底应该获得多少财政补助，大多时候并不取决于医院的真正需要，而是取决于医院管理者要钱的能力。当公立医院承担的政策性负担越多，就越有借口向政府申请补助，实际中由于没有建立科学的测算体系，无法估算公立医院承担的政策性负担，并且亏损补贴资金的使用不便监控，所以政府给予公立医院政策性亏损补贴很少，大多是通过固定资产投资项目预算的形式予以补助。而政策性负担的直接表现就是医院发生亏损，我们可以认为公立医院发生亏损越多，就越有借口向政府索要补贴，获取的财政补助也越多，也越容易使其管理者产生"亏得越多，政府补助也越多"的心理预期，即产生预算软约束，从而其过度投资对财政补助的敏感度也越高。自1989年允许医院开展特需门诊以来，不少公立医院开始经营有自主定价的服务项目，所以公立医院中有的实现了盈利，而有的则发生亏损。基于上面分析，我们提出本章的第五个假设：

假设6-5：在当前财政资金预算制度下，发生亏损的公立医院，其过度投资对财政补助的敏感度更高。

公立医院的收支结余包括总收支结余、医药收支结余两个层次，继而我们提出2个分假设：

假设6-5-1：总收支结余为负的公立医院，其过度投资对财政补助的敏感度更高。

假设6-5-2：医药收支结余为负的公立医院，其过度投资对财政补助的敏感度更高。

目前，我国政府举办的公立医院按隶属关系不同划分为五级，从中央到地方依次为部属（中央属）、省属、地级市属、县级市属、县属公立医院。各级政府举办公立医院，实行产权所有，人、财、物归属各级政府，并由各级政府对所属的公立医院进行相应方面的管理。各级政府所举办的公立医院服务对象为本级别政府所管辖区内的居民，因此公立医院所属政府级别越高，其功能定位的服务对象也越广，医院的规模就越大。比如部属的、省属的以及部分市属的公立医院多为三级医院，而市属及以下多为二级医院。对于很多三级医院来说，在本省、本市甚至是全国都处于垄断地位，担负着全省或者全国人民重症、疑难杂症诊疗及科研、人才培养的重任，在医疗市场中拥有绝对的话语权。三级医院的垄断地位成为其向政府申请投资项目的重要筹码。另外，我国医院院长一贯都是临床出身，尤其三级医院院长基本都是本领域的专家，在日常的诊疗工作中与政府官员建立了良好的私人关系或政治关系，这种政治关系和私人关系成为部分公立医院出现预算软约束的原因之一。最后，"旋转门"在公立医院院长和政府官员之间也是常有现象，不管是从原来的院长职务旋转至政府官员，还是从原来的政府官员旋转至院长，都会对相应的公立医院在财政补助的争取中发挥一定的作用。科尔奈（2009）指出，当组织处于垄断地位，从事着必不可少的活动时，因确信不会被预算支持体放弃，一般容易出现预算软约束问题；或者说决策者与预算支持体之间存在很好的政治关系或者私人关系时，这种关系也会使预算软约束现象容易出现。Ilya R. Segal（1998）也分析了垄断容易产生预算软约束。因此，我们认为所属行政级别越高的公立医院越容易出现预算软约束现象，基于公立医院财政补助方式，那就越容易获取政府的固定资产投资的项目补助。而我国目前分税制预算管理体制下，政府的行政级别越高，其财政实力越强，也就越有资金投资给公立医院提供补贴。基于以上分析，我们认为医院的控制权属级别越高，争取财政补助的能力就越强，其管理者就越容易产生"只要申请，财政就能补"的心理预期，即更容易产生预算软约束，更容易出现过度投资。于是，我们提出本节的第六个假设。

假设6-6：公立医院的控制权属越高，其过度投资对财政补助的敏感度越高。

第二节　研究设计

一、样本数据

本书第五章对公立医院非效率投资度量结果显示：B地区2005—2009年507个投资支出样本年观测值中，出现过度投资的占42%，投资不足的占58%。本章的实证研究样本数据是第五章的度量的过度投资样本观测值，共213个样本年观测值。实证模型中的具体数据则取自公立医院上报政府部门的财务报表。

二、实证模型及变量定义

为了验证第一节中提出的假设1、假设2、假设3三个研究假设，我们以第四章公立医院非效率投资度量模型 5–2回归结果中，"残差大于零"为因变量，以自由现金流量以及代理成本为自变量，并对公立医院特征变量进行控制，构建了回归模型6–1：

$$OVER\_NI_{i,\ t}=\alpha_0+\alpha_1 AT_{i,\ t-1}+\alpha_2 FCF_{i,\ t-1}+\alpha_3 dum\_FCF_{i,\ t-1}+\alpha_4 FCF_{i,\ t-1}*dum\_FCF_{i,\ t-1}+\alpha_5 LEVEL+\alpha_6 FCF_{i,\ t-1}*LEVEL+\alpha_7 CASH_{i,\ t-1}+\alpha_8 SIZE_{i,\ t-1}+\alpha_9 CAPEX_{i,\ t-1}+\delta_{i,\ t}$$（模型6–1）

为了验证本章第一节提出的假设4、假设5、假设5–1及假设5–2，我们构建以过度投资为因变量，以政府财政补助、医院盈余能力、医院控制权级别为自变量，并控制了医院的现金存量、规模及上年度资本支出规模因素，构建了如下实证模型6–2：

$$OVER\_NI_{i,\ t}=\beta_0+\beta_1 FIAS_{i,\ t-1}+\beta_2 TSZ_{i,\ t-1}+\beta_3 FIAS_{i,\ t-1}*dum\_TSZ_{i,\ t-1}+\beta_4 YYSX_{i,\ t-1}+\beta_5 FIAS_{i,\ t-1}*dum\_YYSZ_{i,\ t-1}+\beta_6 CONTR_{i,\ t}+\beta_7 FIAS_{i,\ t}*CONTR_{i,\ t}+\beta_8 dum\_TSZ_{i,\ t-1}+\beta_9 dum\_YYSZ_{i,\ t-1}+\beta_{10} CASH_{i,\ t-1}+\beta_{11} SIZE_{i,\ t-1}+\beta_{12} CAPEX_{i,\ t-1}+\varepsilon_{i,\ t}$$（模型6–2）

模型中所有变量的含义及其具体计量方法见表6–1模型变量定义表。为了消除财务报表数据本身具有的内生性问题，除医院等级

（LEVEL）和医院控制权（CONTR）变量外，其余的所有自变量和控制变量均取滞后一期。

三、主要变量的选取解释

1.公立医院"道德代理风险"的计量

Jensen and Mechling（1976）用"代理成本"来描述一般委托—代理关系中目标函数非兼容代理主体之间由于信息不对称造成的利益冲突程度。目前，实证文章中度量管理者代理行为所产生的"代理成本"主要有以下几种思路：一是依据代理理论的预测，认为在公司治理强度较弱的公司其代理行为必然较为严重，因而用公司治理强度度量管理者代理行为（Florackis，2008）；二是认为管理者代理问题必然导致企业绩效或企业价值的损失，因而用企业投资前后企业绩效或价值的变化来衡量管理者代理行为（Shleifer，1988）；三是从代理行为为管理者代理带来收益角度，度量管理者的代理行为，如一些重要研究用在职消费作为度量管理者代理行为的指标（陈冬华，2005）；四是从代理行为造成的效率损失与成本支出角度来直接度量管理者的代理行为（Ang.J.，2000）；采用这种度量方法，在具体计量中，有学者直接采用管理费用率、营业费用率等费用率和总资产周转率（吕长江和张艳秋，2002）；也有学者采用管理费用率与总资产周转率的综合结果即资产费用率（邓莉等，2007）；李世辉和雷新途（2008）、马君潞等（2008）将代理成本分为显性代理成本和隐性代理成本，并采用管理费用率来度量显性代理成本，用总资产收益率、净资产收益率来度量隐性代理成本。

表6-1 模型变量定义表

	变量名称	变量符号	定义
因变量	过度投资	$OVER\_NI_{i,t}$	第五章公立医院非效率投资度量结果，即当$NI^{\varepsilon}_{i,t}>0$时，$ovER\_IN^{\varepsilon}_{i,t}=NI^{\varepsilon}_{i,t}$
自变量	总资产周转率	$AT_{i,t-1}$	总收入/期末总资产
	自由现金流量	$FCF_{i,t-1}$	［（收支结余+折旧−净营运增加额−最优投资支出）/总资产］
	自由现金流量虚拟变量	$dum\_FCF_{i,t-1}$	自由现金流量大于零，取1；否则取0
	医院等级	$LEVEL_t$	三级医院，取1；二级医院取0
	财政补助	$FIAS_{i,t-1}$	（财政补助收入+上级补助收入）/资产总额
	总收支结余	$TSZ_{i,t-1}$	（总收入−总支出）/资产总额
	医药收支结余	$YYSZ_{i,t-1}$	（医疗收入+药品收入−医疗支出−药品支出）/资产总额
	总收支结余虚拟变量	$dum\_TSZ_{i,t-1}$	总收支结余>0，取1；否则，取0
	医药收支结余虚拟变量	$dum\_YYSZ_{i,t-1}$	医药收支结余>0，取1；否则，取0
控制变量	终极控制权	$CONTR_{i,t}$	省市级政府，取1；区县政府，取0
	现金存量	$CASH_{i,t-1}$	（货币资金+短期投资）/资产总额
	医院规模	$SIZE_{i,t-1}$	资产总额取自然对数
	资本支出滞后一期	$CAPEX_{i,t-1}$	［（期末固定资产−期初固定资产）/期初固定资产］

信息经济学认为：信息不对称的存在会引发事前（ex ante）的逆向选择代理问题和事后（ex post）的道德风险代理问题，而事后的道德风险又可以划分为隐藏行动的道德风险（moral hazard with hidden action）和隐藏信息的道德风险（moral hazard with hidden information）两种代理问题（Arrow，1965）。隐藏行动的道德风险代理问题是指代理人行动的结果可以观测，但却无法证实产生这种

结果的动机；隐藏信息的道德风险代理问题则是指代理人代理委托人行事时，代理人对事件本身的信息相对委托人具有优势而可能产生败德行为。从信息经济学角度看，信息不对称是相对的，只要条件满足，信息不对称实际上是可以避免的。比如，对于经理人的败德行为，如果无限加大监控成本，这类败德行为也将不复存在，极端的做法就是事必躬亲。但是，隐藏行动的道德风险却很难规避，原因在于其结果的不可证实性。基于以上分析，李世辉（2008）认为，实际上企业所有代理成本的结果均可观测，但是并非所有的代理成本是可证实（如代理人的偷懒行为），并按照"结果可观测也可证实"和"结果可观测但不可证实"的标准，将隐藏信息的道德风险模型产生的代理成本称为显性代理成本（explicit agency cost，EAC），而将隐藏行动的道德风险模型产生的代理成本称为隐性代理成本（implicit agency cost，IAC）。事实上，Jensen（1986）提出的"自由现金流"的代理问题中，自由现金流量所诱发的管理者在职消费（perquisites）属于显性代理成本，而自由现金流量所诱发的管理者过度投资则属于隐性代理成本的范畴。有鉴于此，我们认为费用率作为自由现金流量过度投资代理成本替代变量是不合适的，因此，本文选择总资产周转率作为替代变量。

2.公立医院自由现金流量FCF的计量

Jensen（1986）首次正式提出了自由现金流量概念，即企业在满足净现值大于零的所有项目后的那部分剩余现金流量。该概念得到众多学者和研究者的重视并在研究中加以引用，并成为最为流行的公司财务理论的核心概念之一。但Jensen对自由现金流量的定义比较模糊：企业现金流量包括经营活动现金流量、投资活动现金流量和筹资活动现金流量三部分，那么计算自由现金流量时，究竟包括哪部分呢？是仅指经营活动现金流量，还是包括筹资活动现金流量，甚至包括投资活动现金流量呢？后来的学者根据研究需要从不同角度对自由现金流量进行不同的定义，但从本质上看大致可分为两类，即"企业自由现金流量"和"股东自由现金流量"。

前者在计算时基础现金流量仅包括经营活动现金流量；而后者则在前者的基础上，还要扣除债务的利息和本金，即将筹资活动产生的现金流量也纳入自由现金流量范畴。研究中，采用前者的有Copeland（1994）、Richardson（2006）以及标准普尔的定义，比如Copeland认为：自由现金流量等于公司的税后经营利润加上非现金支出，再减去营业流动资金、物业、厂房与设备及其他资产方面的投资。Richardson在计算自由现金流量时直接使用经营活动现金流量（CFO）减去维持性投资支出加上研发支出再减去企业最优新增投资支出计算。采用后者的有Jesen（1986）、汉克尔等。除了这两种定义外，还有学者提出了"债权人自由现金流量"和"管理者自由现金流量"。"债权人自由现金流量"是指向债权人借款所引起的现金净流量。符蓉、黄继东（2007）认为，企业支付了优先股和普通股股息后的剩余现金虽然所有权归股东，但实际上支配权和使用权归管理者，因此这部分自由现金流量实质上是管理者自由现金流量。"企业自由现金流量""股东自由现金流量""债权人自由现金流量"和"管理者自由现金流量"四个定义之间的关系如图6-1：

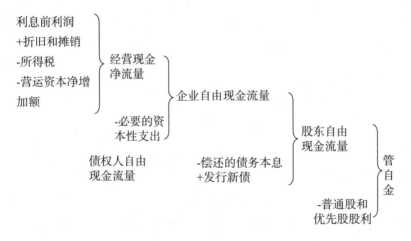

图6-1　四种自由现金流量相互关系

事实上，无论选择哪种自由现金流量定义，在实证研究中都很难精确对其进行量化。按照Jensen（1986）的定义，要减去所有净现值为正的项目支出，即图6-1中的必要的资本性支出，这就需要准确估量投资项目的净现值，而实际上在项目投资之初，我们无法确切知道项目的净现值是正还是负，所做的仅仅是依靠预测来区分项目净现值为正或负的项目，只有事后才能判断哪些投资项目是必要的。因此，在实证研究中，往往采用近似的方法来估算自由现金流量。比如，标准普尔在计算企业自由现金流量时，就是直接用全部投资支出来替代必要性投资支出；更多的研究中在计算自由现金流量时根本不做资本性支出的扣除，即采用"自由现金流量绝对额=扣除折旧前的经营活动现金流量净额−所得税−长短期债务利息−普通股和优先股股利"公式（Lehn，1985；Doukas，1995；等）。

参考以上关于企业自由现金流量的计量，并结合我国公立医院的实际情况，本文对公立医院自由现金流量的计量作如下考虑：

首先，以"管理者自由现金流量"来定义公立医院自由现金流量。

要验证公立医院拥有的自由现金流量越多，管理层越容易发生过度投资行为的自由现金流量假设，因此选择"管理者自由现金流量"来定义自由现金流量变量。而公立医院作为非营利性质决定了其不能向所有者分配利润，图6-1中的从"股东自由现金流量"计算"管理者自由现金流量"的"普通股和优先股股利"为0，也就是说，对于公立医院来说，"管理者自由现金流量"与"所有者（股东）自由现金流量"是相等的。

其次，按照Jensen（1986）的定义，减去必要性资本支出，计算公立医院自由现金流量。

必要性资本支出选择本书第五章计算出的各公立医院各年度的最优投资水平，即用模型5-2拟合的最优投资增长率NI*与期初固定资产的乘积计算得出。所选样本期间公立医院尚未编制现金流量表，我们无法直接获取各医院经营活动现金流量数据，所以采取间接的方法计算调整得出，即：经营活动现金流量=医院收支结余+折旧–营运资本净增加额（注：公立医院享受免税优惠，所以不需考虑所得税因素）。对于医院收支结余的解释说明：公立医院的收入包括医疗收入、药品收入、财政补助收入、其他收入四部分组成，其中财政补助收入中包括财政基本补助和财政专项补助，财政基本补助是政府对公立医院进行的人员经费补助，专项补助是项目补助，用于预算内的固定资产构建；支出包括医疗支出、药品支出、财政专项补助支出和其他支出四部分，财政专项补助支出是固定资产项目支出。财政项目补助收入和财政项目补助支出按照首付实现制入账，因此这部分结余并不是公立医院会计核算上的结余，为了避免后面"减去必要资本支出"出现重复，在此，我们在计算医院收支结余时，剔除了财政专项补助收入和财政专项补助支出部分，也就是说，医院收支结余=医疗收入+药品收入+财政基本补助收入+其他收入–医疗支出–药品支出–其他收入。

对于折旧数据的获取需要做解释说明：所选样本期间，公立医院执行1998年版医院会计制度，旧制度下，医院固定资产不计提折旧，而是参照企业计算折旧的方法计提修购基金，计入"专用基金"科目，在报表中以净资产项目列示，所以医院的财务报表存在高估资产和高估权益的不足。而"专用基金"科目下除了记录计提的修购基金外，还有计提的职工福利基金，我们无法直接获取固定资产折旧数据，因此，我们根据报表相关数据估算了各医院各年度的固定资产修购基金，以此作为折旧额，并按此数据调减了医院总资产，后面章节实证数据涉及总资产的，均做了如此处理。

基于以上，公立医院的自由现金流量的计算公式如下：

FCF=医院收支结余+折旧–营运资本净增加额–医院最优投资支出。

在实证中，我们选择了相对变量，自由现金流量资产比，即用自由现金流量除以资产总额。

第三节 经验数据分析

一、描述性统计

第五章公立医院非效率投资度量结果显示，B地区二、三级公立医院中有42%出现了过度投资。表6-2披露了过度投资样本医院的上述模型中主要变量的描述性统计结果，为了对比分析，表6-2中也列出了投资不足样本的对应变量的描述性统计结果。过度投资变量以及投资不足变量的描述性统计在本书第五章已经阐述，在此不再复复赘述。

这些过度投资的观测样本中，其自由现金流量平均占到总资产的6.3%，最高占到总资产的46.3%，且样本的25分位数为0.012，显然在发生过度投资的公立医院中，75%的公立医院其自由现金流量都在资产总额的1.2%以上，中位数为0.120，即发生过度投资的医院中，一般医院的自由现金流量都达到总资产的12%；相比而言，投资不足的观测样本中，其自由现金流量平均占总资产的3.8%，最高占到总资产的24%，样本的25分位数是-0.004，中位数是0.021，说明投资不足的公立医院中，有一半医院的自由现金流量占总资产的比例在2.1%以上，明显低于过度投资。仅通过描述性统计分析就可以初步得到结论：自由现金流量是公立医院过度投资的一个重要原因。

过度投资样本的总资产周转率均值为1.13，中位数为1.026；投资不足样本的总资产周转率均值为0.997，中位数为0.918；两者差别不大。显然不管是过度投资还是投资不足都是公立医院的非效率投资，都会影响公立医院的运营效率。

从政府财政补助变量看，过度投资样本的政府财政补助，政府对公立医院的财政补贴最高值达到总资产额的1.17倍，而最小值为总资产的0.041，中位数为0.213，表示一半的公立医院财政补助达到其总资产额的21.3%以上，财政补贴占总资产额的均值为0.286。相比而言，投资不足的公立医院，政府财政补助占总资产比的均值达到0.213，中位数为0.166，表示投资不足的医院中，一半的医院财政补助在总资产比例的16.6%。显然过度投资样本无论是均值还是中位数都高于投资不足样本。从财政专项补助变量（SFIAS）看，过度投资样本的均值、最小值、最大值、中位数等所有列示出来的统计变量均高于投资不足样本。因此描述性统计就能得出另一初步的结论：财政补助是公立医院发生过度投资的又一重要原因。

表6-2 主要变量的描述性统计分析

		最小值	25分位	50分位	75分位	最大值	均值	标准差
过度投资	OVER_IN	0.004	0.136	0.391	1.067	3.822	0.726	0.808
	AT_{t-1}	0.465	0.809	1.026	1.303	3.480	1.130	0.500
	FCF_{t-1}	−0.345	0.012	0.045	0.120	0.463	0.063	0.114
	$LEVEL_t$	0.000	0.000	0.000	1.000	1.000	0.281	0.453
	$FIAS_{t-1}$	0.041	0.141	0.213	0.392	1.171	0.286	0.229
	$SFIAS_{t-1}$	0.000	0.055	0.094	0.174	0.532	0.132	0.115
	TSZ_{t-1}	−0.220	0.025	0.067	0.238	0.529	0.076	0.146
	$YYSZ_{t-1}$	−0.717	−0.172	−0.066	−0.023	0.056	−0.124	0.158
	$CASH_{t-1}$	0.003	0.092	0.144	0.231	0.763	0.177	0.137
	$SIZE_{t-1}$	15.659	17.673	18.419	19.383	21.423	18.538	1.386
	$CAPEX_{t-1}$	−0.180	0.005	0.040	0.074	0.429	0.043	0.101
投资不足	AT_{t-1}	0.694	0.694	0.918	1.080	4.234	0.997	0.507
	FCF_{t-1}	−0.077	−0.004	0.021	0.068	0.240	0.038	0.240
	$LEVEL_t$	0.000	0.000	0.000	1.000	1.000	0.345	0.481
	$FIAS_{t-1}$	0.024	0.098	0.166	0.249	1.171	0.213	0.192
	$SFIAS_{t-1}$	0.000	0.041	0.069	0.135	0.423	0.094	0.082
	TSZ_{t-1}	−0.068	−0.003	0.032	0.075	0.283	0.041	0.180
	$YYSZ_{t-1}$	−1.092	−0.122	−0.060	−0.028	0.052	−0.102	0.167
	$CASH_{t-1}$	0.017	0.082	0.144	0.238	0.944	0.178	0.140
	$SIZE_{t-1}$	15.686	18.303	19.374	20.057	21.484	19.174	1.341
	$CAPEX_{t-1}$	−0.094	0.020	0.039	0.068	0.243	0.048	0.057

二、共线性诊断

表6-3是模型6-1主要变量的相关性矩阵。医院规模（SIZE）变量、医院等级以及自由现金流量与医院等级的交叉项三个变量与大部分的变量都存在显著的相关关系。测算所有自变量的膨胀因子（VIF），结果显示：自由现金流量（FCF）变量以及自由现金流量与自由现金流量虚拟变量的交叉项的膨胀因子分别为7.066和7.017，除此之外，其他所有自变量的膨胀因子均在2.5以下。显然所有自变量的膨胀因子都未超过10，因此判断自变量之间不存在严重的共线性问题。

表6-3　模型6-1主要变量的相关性矩阵

	AT_{t-1}	FCF_{t-1}	FCF_{t-1}^* dum_FCF_{t-1}	$LEVEL_{t-1}$	$LEVEL_{t-1}^*$ FCF_{t-1}	$CASH_{t-1}$	$SIZE_{t-1}$	$CAPEX_{t-1}$
AT_{t-1}	1	0.030	−0.012	−0.287**	−0.309**	0.104	−0.449***	−0.080
FCF_{t-1}	−0.008	1	0.999***	0.104	0.281*	0.200	0.045	0.005
FCF_{t-1}^* dum_ FCF_{t-1}	−0.059	0.849***	1	0.168	0.282**	0.233*	0.082	−0.001
$LEVEL_{t-1}$	−0.251*	0.184	0.103	1	0.860***	0.033	0.615***	0.053
$LEVEL_t^*$ FCF_{t-1}	−0.229*	0.555***	0.691***	0.572***	1	0.184	0.447***	0.104
$CASH_{t-1}$	0.113	0.105	0.104	0.176	0.246*	1	0.021	−0.155
$SIZE_{t-1}$	−0.528***	0.172	0.040	0.600***	0.535***	−0.047	1	0.161
$CAPEX_{t-1}$	−0.088	−0.041	0.003	0.031	0.120	−0.098	0.128	1

注：矩阵左下（右上）部分为Pearson（Spearman）相关性系数；***、**、*分别表示统计检验的显著性水平为1%、5%和10%。

表6-4　模型6-2主要变量的相关矩阵

	$FIAS_{t-1}$	TSZ_{t-1}	$YYSZ_{t-1}$	$CONTR_t$	$FIAS_{t-1}^*$ dum_ TSZ_{t-1}	$FIAS_{t-1}^*$ dum_$YYSZ_{t-1}$	$FIAS_{t-1}^*$ $CONTRt$	$CASH_{t-1}$	$CAPEX_{t-1}$
$FIAS_{t-1}$	1.000	0.220	−0.137	−0.112	0.804***	0.273**	−0.012	0.090	−0.269**
TSZ_{t-1}	0.116	1.000	−0.062	0.104	0.478***	−0.017	0.118	0.105	0.005
$YYSZ_{t-1}$	−0.095	−0.105	1.000	0.038	−0.147	0.8145	0.034	0.185	0.067
$CONTR_t$	−0.152	0.184	−0.027	1.000	−0.013	−0.003	0.982***	0.033	0.053

续表

	FIAS$_{t-1}$	TSZ$_{t-1}$	YYSZ$_{t-1}$	CONTR$_t$	FIAS$_{t-1}$*dum_TSZ$_{t-1}$	FIAS$_{t-1}$*dum_YYSZ$_{t-1}$	FIAS$_{t-1}$*CONTRt	CASH$_{t-1}$	CAPEX$_{t-1}$
FIAS$_{t-1}$*dum_TSZ$_{t-1}$	0.880***	0.371***	−0.083	−0.085	1.000	0.083	0.080	0.067	−0.114
FIAS$_{t-1}$*dum_YYSZ$_{t-1}$	0.420***	−0.046	0.673***	−0.024	0.218	1.000	0.170	0.126	−0.091
FIAS$_{t-1}$*CONTRt	0.069	0.254	−0.025	0.811***	0.127	0.045	1.000	0.080	−0.023
CASH$_{t-1}$	0.024	0.200	0.068	0.176	0.132	0.261**	0.198	1.000	−0.155
CAPEX$_{t-1}$	−0.198	−0.041	0.087	0.031	−0.157	−0.151	0.004	−0.098	1.000

注：矩阵左下（右上）部分为Pearson（Spearman）相关性系数；***、**、*分别表示统计检验的显著性水平为1%、5%和10%。

表6-4是模型6-2主要变量的相关矩阵，显然大部分变量之间不具有明显的相关性，只有"财政补助"变量与总收支虚拟变量的交叉项以及"财政补助"变量与"医药收支情况虚拟变量"的交叉项与变量本身之间存在显著的相关关系，我们测算所有自变量的膨胀因子（VIF），大部分都不超过2，膨胀因子最高的两个变量是"财政补助"变量和"财政补助"变量与"总收支结余虚拟变量"交叉项，分别是6.531和6.764，均未超过10，因此可以判断，自变量之间不存在严重的共线性问题。

三、实证分析

表6-5披露了B地区公立医院道德代理风险、自由现金流量对过度投资影响的实证分析结果。我们首先对过度投资进行了自由现金流量（FCF）的单变量回归，回归结果列示在表6-5的（1）列里，结果显示自由现金流量与过度投资呈显著正相关关系，回归系数为0.379，显著性水平为3.041，表示每增加总资产1%的自由现金流量，公立医院就增加总资产37.9%的过度投资；我们在（1）列的基础上，加入现金存量（CASH）、医院规模（SIZE）、上期资本支出（CAPEX）控制变量后，自由现金流量与过度投资之间仍呈显

著的正相关关系，回归系数略有下降，显著性水平也降到5%，但模型的调整R2则由12.8%提高到20%。为了验证自由现金流量大于零和小于零对过度投资的影响程度不同，我们在模型中加入自由现金流量的虚拟变量dum_FCF及其与自由现金流量的交叉项，并将虚拟变量定义为"自由现金流量大于零时为1；否则为0"，在（3）列里我们没有加任何的控制变量，回归结果显示：自由现金流量变量本身与过度投资之间的回归系数为–0.261（模型中为α_2），没有明显的相关关系，而交叉项则与过度投资呈明显的正相关关系，回归系数为0.772（模型中为α_4），显著性水平为1%。当自由现金流量为正时，与过度投资的回归系数是$\alpha_2+\alpha_4$，为0.511，表示当自由现金流量为正时，每增加固定资产的1%，过度投资就增加固定资产的51.1%；当自由现金流量为负时，与过度投资的回归系数是α_1，为–0.261，无显著相关关系，表明当自由现金流量为负时，公立医院发生的过度投资来自其他原因，比如我们在下面分析的财政补助。我们在（3）列的基础上，加入了现金存量（CASH）等控制变量，回归结果列示在（4）列里，当自由现金流量为正时，与过度投资的回归系数为0.463，在1%水平上显著正相关；当自由现金流量为负时，与过度投资的回归系数为–0.274，与过度投资没有明显相关关系，回归结果与（3）列相比变化不大。显然，公立医院拥有的自由现金流量越多越容易诱发管理者的过度投资行为，假设6–2得到验证。

为了验证假设6–1"公立医院道德代理风险越严重，其过度投资也越严重"，我们在模型中加入了道德代理风险变量（总资产周转率$AT_{i,\ t-1}$），回归结果列示在表6–5的（5）列中，$AT_{i,\ t-1}$回归系数为–0.253，显著性水平为10%，表示总资产周转率每降低1个单位，公立医院的过度投资就增加总资产的25.3%，由于总资产周转率作为道德代理风险的替代变量是个负向指标，总资产周转率越小表明道德代理风险越严重，因此表明道德代理风险越严重，过度投资也越严重。假设得到验证。

表6-5　公立医院道德风险、自由现金流量与过度投资实证回归结果

变量	（1）	（2）	（3）	（4）	（5）	（6）
$FCF_{i,\ t-1}$	0.379***	0.309**	−0.261	−0.274	0.337***	0.103
	（3.041）	（2.485）	（−0.901）	（−0.981）	（2.750）	（0.734）
$dum\_FCF_{i,\ t-1}$			−0.033	−0.071		
			（−0.205）	（−0.459）		
$FCF_{i,\ t-1}$* $dum\_FCF_{i,\ t-1}$			0.772***	0.737***		
			（3.209）	（3.151）		
$AT_{i,\ t-1}$					−0.253*	
					（−1.814）	
$LEVEL_{i,\ t}$						−0.018
						（−0.112）
$FCF_{i,\ t-1}$* $LEVEL_{i,\ t}$						0.437**
						（2.555）
$CASH_{i,\ t-1}$		0.253**		0.203*	0.267**	0.204*
		（2.061）		（1.827）	（2.216）	（1.730）
$SIZE_{i,\ t-1}$		0.16		0.215*	0.023	0.014
		（1.306）		（1.941）	（0.162）	（0.096）
$CAPEX_{i,\ t-1}$		0.185		0.151	0.182	0.145
		（1.523）		（1.378）	（1.539）	（1.253）
调整R^2	0.128	0.200	0.285	0.357	0.234	0.281
F	9.249***	4.506***	8.448***	6.191***	4.422	4.641***
N	213	213	213	213	213	213

注：***、**、*分别表示在1%、5%、10%显著水平。

为验证假设6-3"公立医院中三级医院比二级医院更容易出现自由现金流量过度投资"，我们在模型中引入了医院级别变量及其与自由现金流量的交叉项，回归结果列示在表6-5的（6）列中，显然加入医院级别与自由现金流量的交叉项后，自由现金流量（FCF）变量本身的回归系数α_2由（2）列的0.309降为（6）列的0.103，并且没有表现出显著性；交叉项的回归系数α_6为0.437，显著性水平为5%。显然，三级医院的自由现金流量回归系数是$\alpha_6+\alpha_2$，为0.54，表示三级医院每增加总资产1%的自由现金流量，其引发的过度投资就增加总资产的54%；二级医院的自由现金流量回归系数是α_2，为

0.103，没有显著性。因此，相比二级公立医院，三级公立医院更容易出现自由现金流量引发的过度投资，假设6-3得到验证。实际上，大型公立医院"圈地、盖楼、进设备"远比二级医院常见得多，比如2003年同仁医院以3.36亿元高价盘下长期亏损的北京金朗大酒店改建成医院的体检中心，2004年又投资数亿元在北京亦庄建立的分院，实现了"东进金朗、南下亦庄"的战略；与同仁医院毗邻的协和医院2002年合并邮电医院，2003年干部医疗保健基地项目获批立项，2005年又获批立项门急诊楼及手术科室楼改扩建工程；也同在北京老崇文区的北京医院，2002年完成门诊楼装修改造工程，2006年竣工医院老北楼重建工程和科教楼建设工程，2007年完成医院综合楼建设工程，2008年完成医院南楼病房及手术室改造工程。

表6-6列示了在当前预算审批制度下B地区公立医院财政补助对过度投资影响的实证分析结果。财政补助对公立医院过度投资的总体影响程度，结果列示在表6-6的（1）列：公立医院的过度投资与政府财政补助呈显著正相关，显著性水平为5%，每增加1%的财政补助，公立医院的过度投资将增加40.1%，预算软约束是公立医院过度投资的重要影响因素。据笔者调查，虽然是项目预算，公立医院在编制时仍普遍采用增量预算的编制方法，一般依据上年度政府拨付的专项补助金额，上浮一定的百分比，作为今年申请政府补助总额度，各科室编制科室项目预算的方法也是如此，然后依据预算额度决定申请哪些投资项目，只要批准的项目预算，一定争取在年度结束前用完，否则就会造成下年度预算额度的缩水。因此，公立医院获得财政专项补助越多，在专款专用原则要求下，必然是投资的项目越多，也更容易诱发过度投资。实证的结果也验证了这一假设。"现金存量（$CASH_{i,\,t-1}$）""医院规模（$SIZE_{i,\,t-1}$）"及"上期资本支出规模（$CAPEX_{i,\,t-1}$）"控制变量均与过度投资呈显著的正相关关系。

为了验证假设6-5，我们在模型中引入公立医院盈余情况指标，并引入盈余情况虚拟变量与"政府财政补助"的交叉项。由于公立医院的盈余情况中包括反映公立医院总盈余情况的"总收支结余"和反映公立医院自我创收能力盈余情况的"医药收支结余"两个主要层次，在此我们分开检验。我们首先以"总收支结余"作为公立医院盈余情况的替代变量，检验公立总收支结余为正和为负两种状态下，公立医院过度投资对政府财政补助的敏感度。实证结果列示在表6-6中（2）列，"财政补助"变量回归系数显著为正，显著性水平为1%，回归系数为0.847；"财政补助"与总收支结余虚拟变量的交叉项回归系数显著为负，显著水平为5%，回归系数为-0.632。由模型可知，总收支结余为正时，"财政补助"对过度投资的影响回归系数为"财政补助"变量的系数 β^1 与交叉项系数 β^3 之和，即 $\beta^1 + \beta^3$，为0.215，表示当公立医院收支结余为正时，财政补助每增加1%，过度投资增加21.5%；总收支结余为负时，"财政补助"对过度投资的影响回归系数仅为"财政补助"变量本身的系数 β^1，即为0.847，表示当公立医院收支结余为负时，财政补助每增加1%，过度投资增加84.7%。这表明：在目前财政补助方式下，预算审批制度会引发公立医院财政补助预算软约束，不管总收支结余为正的公立医院还是为负的公立医院，过度投资都对政府财政补助有较强的敏感度；但总收支结余为负时，公立医院过度投资对财政补助更敏感。

表6-6 财政资金预算制度下B地区公立医院财政补助与过度投资实证回归结果

变量	（1）	（2）	（3）	（4）
$\text{FIAS}_{i,\ t-1}$	0.401**	0.847***	0.159	0.246
	（-2.573）	（2.907）	（0.862）	（1.556）
$\text{TSZ}_{i,\ t-1}$		0.412***		
		（2.792）		
$\text{dum\_TSZ}_{i,\ t-1}$		0.204		
		（1.108）		

续表

变量	（1）	（2）	（3）	（4）
$FIAS_{i,\,t-1}*dum\_TSZ_{i,\,t-1}$		-0.632^{**} （-2.163）		
$YYSZ_{i,\,t-1}$			-0.477^{**} （-2.515）	
$dum\_YYSZ_{i,\,t-1}$			0.109 （3.145）	
$FIAS_{i,\,t-1}*dum\_YYSZ_{i,\,t-1}$			0.42^{**} （2.021）	
$CONTR_{i,\,t}$				-0.554^{**} （-2.491）
$FIAS_{i,\,t-1}*CONTR_{i,\,t}$				0.717^{***} （3.654）
$CASH_{i,\,t-1}$	0.323^{***} （2.698）	0.271^{**} （2.334）	0.310^{**} （2.672）	0.287^{**} （2.63）
$SIZE_{i,\,t-1}$	0.467^{***} （3.028）	0.353^{**} （2.284）	0.422^{***} （2.827）	0.426^{**} （2.236）
$CAPEX_{i,\,t-1}$	0.219^{*} （1.792）	0.261^{**} （2.235）	0.255^{**} （2.16）	0.236^{**} （2.131）
调整R^2	0.206	0.292	0.267	0.35
F	4.639^{***}	4.858^{***}	4.405^{***}	6.018^{***}
N	213	213	213	213

注：***、**、*分别表示统计检验的显著性水平为1%、5%和10%。

1989年国务院批转卫生部《关于扩大医疗卫生服务有关问题的意见》："完成正常医疗任务的前提下，可建立特需诊室，配备高水平医护人员，提供高质量服务，实行高收费服务。"文件发布后，不少医院开始提供特需门诊、特需服务，甚至不少医院开展房屋出租、科室承包等业务，这些自主定价服务项目的提供给一些医院带来了不菲的收益，最终甚至实现了总收支结余的盈余，政府也找借口减少了这些医院的补贴，从而也减少了这些医院以承担政策性负担为借口索要补贴，争取投资项目获批的机会。而亏损的公立医院则可以以亏损作为理由找政府要补贴，增加投资项目获批的机会。所以在当前预算审批制度下，发生亏损的公立医院更容易出现预算约束软化现象，因此过度投资对财政补助的敏感度更高，即证明了假设6-5，也证明了我们提出的假设6-5-1。当然，发生盈利的公立医院发生预算软约束程度要低于发生亏损的医院，所以过度投资对财政补助的敏感度要低，但是并不说明这些公立医院的过度投资少于亏损公立医院，因为创收服务项目的开展给公立医院带来了相当大的收益，所以这些医院积累了足额的自由现金流量，则容易出现自由现金流量代理成本诱发的过度投资。实证结果中，总收支结余与过度投资呈现显著的正相关关系，也证明了这一点。至于控制变量，其实证结果与前面基本保持一致，在此不再阐述。

我们再以医药收支结余作为盈余情况的替代变量，检验过度投资对财政补助的敏感度是否在医药收支结余为正和为负的公立医院之间不一样，并且医药收支结余为负的更敏感。实证结果列示于表6-6的（3）列："财政补助"变量本身的回归系数为0.159，与过度投资没有显著的相关关系；"财政补助"与医药收支结余虚拟变量的交叉项与过度投资之间呈现出显著的正相关关系，显著水平为5%，回归系数为0.42。根据模型可知，当医药收支结余为正时，"财政补助"对过度投资的影响系数应当是$\beta^1 + \beta^5$，即0.579；医药收支结余为负时，"财政补助"对过度投资的影响系数应当是β^1，即0.159。显然，医药收支结余为正时，过度投资对政府财政补助呈现较强的敏感性，当政府财政补助增加1%时，过度投资增加57.9%；而医疗收支结余为负时，过度投资对政府财政补助没有敏感性。这一实证结果虽然也表明医药收支结余为正和为负时，公立医院过度投资对财政补助的敏感性不同，但却没有支持假设6-5-2，与假设正好相反。对此，我们认为可能源于：虽然公立医院医疗服务价格偏低，承担着政策性负担，但政策又规定"允许公立医院在销售药品时，按一定的加价率作价"，这种规定实际上就是允许利用药品销售利润来弥补医疗收支亏损，很多公立医院也确实这么做。据统计，医院从销售的西药、中成药和中草药的收入中分别获得15%、16%、20%的利润，公立医院真正承担的政策性负担数应当就是医药收支结余，如果医药收支结余为负，则表明公立医院承担的服务价格偏低的政策性负担没有被药品销售利润完全抵消，即还承担一定的政策负担；如果医疗收支结余为正，则表明承担的政策性负担完全被药品销售利润抵消，甚至还有一定的结余，可以为固定资产投资提供一定的资金来源（政策又允许公立医院从收支结余中提取一定比例的资金用于固定资产的构建）；而政府对公立医院采取"定额或定项"的补助方式以及采用预算审批的方式确定补助额度，实际上补助多少完全由政府自由裁量，与政策性负担没有关系，承担的政策性负担只是公立医院向政府要补助的一个筹码而已。政府一贯的做法是对所有公立医院均给予补助，但补助多少则靠公立医院院长争取补助的能力。如果公立医院的医药收支结余本身为正，甚至已经能够满足固定资产的适度投资需要，而其院长又在争取政府项目补助上具备较强能力，使巨额的项目补助获批，那势必造成更严重的过度投资。

为了对假设6-6进行验证，我们在模型中引进了虚拟变量"终极控制权"与"政府财政补助"的交叉项，实证检验结果列示于表6-6的（4）列，结果表明：交叉项与过度投资存在显著的正相关关系，显著性水平为1%，回归系数为0.717；而"政府财政补助"变量本身与过度投资没有显著的相关关系，回归系数为0.246。依据模型可知，当公立医院的控制级别为省市政府所属时，财政补助与过度投资之间存在显著正相关关系，系数回归系数应当为 $\beta^1 + \beta^7$，即96.3，即表示政府财政补助每增加1%，省市属公立医院的过度投资就增加0.963%；而当公立医院的控制属性级别为各区县政府所属时，过度投资与财政补助之间的相关系数为变量"政府财政补助FIAS"本身的回归系数 β^1，因此，此时过度投资对财政补助没有较强的敏感性。这表明：终极控制权属不同的医院，过度投资对财政补助的敏感性是不同，终极控制权属级别越高，过度投资对财政补助的敏感度越强，假设6-6得到验证。

按照我国等级划分以及各级政府对医疗卫生事业的责任，中央政府负责全国的整体医疗卫生事业，而省级政府负责本省行政区域内的医疗卫生事业，市级政府负责本市行政区域内的医疗卫生事业，县级及区级政府负责本县或本区行政区域内的医疗卫生事业。所以政府行政级别越高，其举办的医院服务的范围也越大，自然规模也就越大。就B地区来说，政府主办的公立医院包括中央属的、B地区所属的和各区县属的共三级，中央属的和B地区省市属医院多为大型的三级医院，虽然在绝对数上远少于各区县所属的医院，但却拥有B地区大部分的医疗资源。这些公立医院各具特色，在特色专业领域内占据着绝对的垄断地位，每天成千上万的全国就诊患者慕名而来，使"挂号难、住院难"成为这些医院面临的首要难题，也是B地区政府必须首要解决的问题，否则就可能影响到社会的和谐与稳定，尽管这巨额的就诊量中有相当比例的不合理成分，存在着医院、医生诱导需求现象，政府也必须首先满足这些医院"进设备、盖新楼"的项目投资需求。前文理论假设部分所阐述情况在B地区属公立医院一应俱全。而各区县所属的公立医院在这些方面无法与省市属公立医院相比，其管理者在申请财政补助方面的能力自然也无法与省市属公立医院相比。另一方面省市级财政实力也远远超过各区县，也有更多的财政资金用于医院补贴。政府对这些大型三级医院无论是"要地、要资金，还是要编制"，基本上是有求必应，有专家惊叹"大医院绑架了政府",但在目前的财政预算制度下,只有项目拨款是最容易申请的,自然也就推动医院的过度投资。另外,实证结果中显示,医院的"终极控制权(CONTR)"变量本身与过度投资之间呈现显著的负相关关系,即控制权属性级别低的公立医院相对于高的公立医院更容易出现过度投资,其过度投资不是源于政府财政补助,而更多的是源于其他因素。比如B地区的二级医院如果位于三级医院密集的市区,受就医习惯影响,居民往往偏好去大医院就医,即使去大医院就医面临"挂号难、住院难"问题,造成大医院拥挤,而临近的二级医院患者稀少,资源闲置,实际是这些二级医院在医疗设备和就医环境方面完全可以满足普通病症的诊断和治疗,基于这样的原因,这些二级医院出现了过度投资的现象,和有些三级医院过度医疗却表现出来投资不足的原因相同。

四、稳健性检验

如上文所述,我们在度量公立医院自由现金流量时,按照Jensen(1986)的定义,扣除了必要性资本性支出,而必要性资本支出就是以第五章度量出的最优投资支出NI*,计算公式为:FCF=收支结余+折旧−净营运资本增加额−最优投资支出。在第四章我们度量公立医院非效率投资时,借鉴Richardson(2006)的做法,以最优投资支出模型残差作为非效率投资,即通过计算实际投资支出与最优投资支出的差额获得,计算公式为:非效率投资支出(NI^{ε}_{new})=实际投资支出(NI_{new})−最优投资支出(NI^{*}_{new}),当$NI^{\varepsilon}_{new}>0$时,NI^{ε}_{new}=OVER_NI。显然,在自由现金流量的计算公式和过度投资支出的计算公式中都有"−最优投资支出(NI^{*}_{new})",必然引起的质疑就是"过度投资与自由现金流量之间的正相关关系可能源于模型构建本身的特点"。

表6-7 多重道德风险、自由现金流量与过度投资关系回归结果稳健性检验

变量	（1）	（2）	（3）	（4）	（5）	（6）
$CF_{i,t-1}$	0.329**	0.205*	−0.418	−0.419*	0.226*	0.080
	（2.583）	（2.000）	（−1.361）	（−1.792）	（2.219）	（0.664）
$dum\_CF_{i,t-1}$			0.153	0.076		
			（0.892）	（0.590）		
$CF_{i,t-1}*$ $dum\_CF_{i,t-1}$			0.769***	0.679***		
			（2.997）	（3.480）		
$AT_{i,t-1}$					−0.201*	
					（−1.711）	
$LEVEL_{i,t}$						−0.008
						（−0.059）
$CF_{i,t-1}*$ $LEVEL_{i,t}$						−0.266**
						（−1.822）
$CASH_{i,t-1}$		0.404***		0.364***	0.414***	0.374***
		（3.977）		（3.931）	（4.132）	（3.708）
$SIZE_{i,t-1}$		0.335***		0.376***	0.234*	0.244*
		（3.303）		（4.051）	（1.979）	（1.942）
$CAPEX_{i,t-1}$		0.366***		0.329***	0.364***	0.342***
		（3.651）		（3.589）	（3.690）	（3.443）
调整R^2	0.092	0.453	0.199	0.552	0.469	0.473
F	6.672**	12.600***	5.627***	12.503***	10.910***	9.391***
N	213	213	213	213	213	213

注：***、**、*分别表示在1%、5%、10%显著水平。

我们认为如果这种关系是由于模型构建的问题而导致的必然存在的关系，这种关系应当普遍适用于所有的样本中，然而事实是，当我们引进自由现金流量虚拟变量将自由现金流量正负分开时，这种关系并不存在于自由现金流量为负的样本中，而是仅仅存在于自由现金流量为正的样本中。在表6-5的（3）列和（4）列中，虚拟变量与自由现金流量的交叉项系数显著为正，而此时的自由现金流量FCF的系数则为负且不具有显著相关关系（从统计学角度看，此时的FCF系数仅仅是自由现金流量为负的系数）。基于这样的逻辑，

我们认为过度投资与自由现金流量之间的这种关系并不是由模型本身的原因导致的。

Richardson（2006）通过直接对新增投资支出NI和经营活动现金流量（CF）进行回归来消除模型两边同时减去最优投资支出（NI^*_{new}）所产生的系统性影响。本文借鉴Richardson的做法，用NI_{new}替代OVER_NI，CF替代FCF，对以上模型逐一重新进行回归，回归结果列示在表6-7。所有结果均与原模型回归结果一致，证明原模型比较稳健。

对于模型6-2的实证分析中，对于政府财政补助的定义，我们直接选取公立医院获取的全部财政补助收入，分别检验了：公立医院过度投资对政府财政补助总体敏感性；在盈余与亏损不同营运状况的公立医院，过度投资对政府财政补助的敏感度是否一样；在不同控制全属性的公立医院，过度投资对财政补助的敏感度。实证结果表明，过度投资与财政补助之间呈现正相关关系，但在总收支结余为负的公立医院敏感度明显高于总收支结余为正的公立医院；而对于以医药收支结余为盈余情况变量时，医药收支结余为正的公立医院具有正相关关系，而医疗收支结余为负的公立医院没有显著的相关关系；在市级政府所有的公立医院，过度投资对财政补助表现出明显的正相关关系，而在区县的公立医院，过度投资对财政补助不敏感。为了检验以上结果的稳定性，我们进行了以下操作：

公立医院财务报表中列示的补助包括财政补助和上级补助，财政补助是来自政府财政部门的补助，上级补助是来自财政部门之外的其他政府部门的补助，其中财政补助包括基本补助和专项补助，上级补助未作此区分。在以上实证分析中的"财政补助"变量做简化处理，直接选取公立医院所获取的所有来自政府部门的补助，是财政补助和上级补助之和。鉴于研究固定资产投资问题，我们在此只选择"财政专项补助（SFIAS）"来定义政府财政补助，自变量和控制变量保持不变，对实证模型重新进行逐个回归，回归结果列示在表6-8中。对比表6-6的回归结果，除了变量CONTR在表6-6（4）

列的回归结果不显著外，其余变量回归结果基本一致，证明以上模型稳健性较好。

表6-8　B地区公立医院政府财政补助与过度投资关系回归结果稳健性检验

变量	（1）	（2）	（3）	（4）
$SFIAS_{t-1}$	0.410***	0.907**	0.298*	0.256*
	（3.595）	（2.535）	（1.882）	（1.731）
TSZ_{t-1}		0.421**		
		（2.280）		
dum_TSZ_{t-1}		0.201		
		（1.972）		
$SFIASt-1^*dum\_TSZ_{t-1}$		−0.687*		
		（−1.949）		
$YYSZ_{t-1}$			−0.263*	
			（−2.054）	
dum_YYSZ_{t-1}			0.172	
			（1.845）	
$SFIASt-1^*dum\_YYSZ_{t-1}$			0.264**	
			（2.063）	
$CONTR_t$				−0.131
				（−0.676）
$SFIASt-1*CONTR_{t-1}$				0.323**
				（2.575）
$CASH_{t-1}$	0.324***	0.245**	0.327***	0.293**
	（2.844）	（2.114）	（2.908）	（2.557）
$SIZE_{t-1}$	0.268**	0.210*	0.247**	0.195
	（2.333）	（1.819）	（2.168）	（1.299）
$CAPEX_{t-1}$	0.189	0.187*	0.228*	0.197*
	（1.644）	（1.679）	（1.990）	（1.726）
调整R^2	0.283	0.325	0.313	0.292
F	6.536***	5.495***	5.247***	4.848***
N	213	213	213	213

注：***、**、*分别表示统计检验的显著性水平为1%、5%和10%。

本章小结

本章首先对第四章的理论分析进行了实证检验，实证结果表明：公立医院道德代理风险越严重，公立医院过度投资就越严重。

公立医院投资资金主要来源渠道包括自由现金流量和政府财政补助，本章分别检验了公立医院过度投资对自由现金流量和政府财政补助的敏感性。对于自由现金流量与过度投资的关系，本章在自由现金流量假说基础上，结合公立医院筹资和盈余分配制度以及公立医院的运营风险展开分析的，并提出理论假设，构建模型进行了实证检验。实证结果表明：公立医院过度投资对自由现金流量更敏感，即自由现金流量越多，公立医院越容易出现过度投资；医院级别越高，公立医院过度投资对自由现金流量的敏感度就越高，即三级医院比二级医院更容易引发自由现金流量过度投资。

过度投资对财政补助的敏感性，本章分析了当前政府的财政补助方式和财政资金预算制度对公立医院投资决策行为的影响，即由于财政补助方式不科学和财政预算制度弊端，公立医院管理者在向政府争取专项财政补助资金时，存在"多报预算、多投资"的冲动，本章进而提出理论假设、构建模型进行了实证检验，实证结果表明：在当前财政资金预算制度下，公立医院取得的财政补助越多，越容易出现过度投资；相比而言，出现亏损的公立医院，其财政补助更容易导致过度投资；终极控制权级别越高的公立医院，其财政补助更容易导致过度投资。具体结论可用图6-2展示。

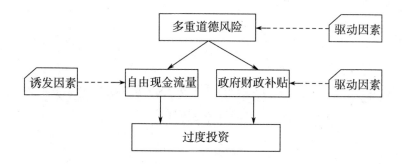

图6-2　多重道德风险、自由现金流量、政府财政补贴与过度投资的关系图

第七章　负债融资与公立医院过度投资实证研究

本书的第六章已经证明了公立医院存在严重的自由现金流量过度投资：当公立医院存在自由现金流量时，医院管理者会出于个人私利，将闲置的现金投资于违背公立医院财务管理目标的"坏"投资项目，从而出现过度投资。以B地区公立医院为例，公立医院每增加1%的自由现金流量，将会出现42%的过度投资，过度投资的存在会诱发医院及医务人员的过度医疗行为，产生医疗卫生资源配置的低效率。如第二章的文献回顾所述，学者们对过度投资治理给出的建议大致包括两个方向：一是通过改进公司治理，加强对经理人的激励约束，减少企业代理成本，从而在一定程度上减少管理层谋取私利的倾向，达到减少过度投资行为目的；就是通常所说的经理层治理途径；另一是减少企业自由现金流量的数量，增加外部监管，以减少企业过度投资的机会，可以通过发放股利和负债融资两个途径。

营利医院和非营利医院的一个最大区别就是：营利医院可以将利润通过股利等形式分配给投资者，而非营利医院却不允许分配利润。按照我国现行的医院财务制度，公立医院的结余分配途径是提取一定比例的职工福利基金形成专用基金和转作医院的发展用基金形成事业基金。而且制度还规定每年年初可以按照上一年度的结余提取一定比例资金用于员工的福利和固定资产的构建。显然公立医院的非营利性质和现行制度规定决定公立医院通过减少自由现金流量来减少过度投资机会的途径就只有发挥负债融资的治理作用。然而，债务融资能否有效地抑制我国公立医院的自由现金流量过度投资呢？新医改方案中，明确指出要严格控制公立医院的规模，要控制公立医院的规模，首先要制定相应的政策来抑制公立医院过度投资的冲动。本章将对"债务能否对公立医院自由现金流量过度投资产生抑制作用"这一问题进行深入研究，以期为政府当局治理公立医院过度投资提供政策依据。

第一节　公立医院债务融资对过度投资的治理效应及研究假设

现代公司治理机制包括内部治理机制、外部市场机制以及社会治理机制三类。内部治理机制主要通过公司的法人治理结构起作用，发挥作用的基础是股东大会、董事会、监事会和经理层；市场治理机制通过公司控制权市场、债务市场、产品市场、经理市场等起作用；社会治理机制通过根植于人们价值观念的一个国家或公司的传统文化、法律规范等对公司治理起作用。显然债务治理效应属于市场治理机制发挥作用的范畴。

Jensen（1986）认为，因为负债要求管理层必须按期支付本金和利息，因此可以对经理发生自由现金流量过度投资行为进行有效的遏制。并且企业如果到期不能偿还本金，还有可能面临破产的境地。因此，负债的这种约束功效是资本结构的内在决定力量，对于那些具有较少投资机会和较多自由现金流量的企业来说，债务减轻了自由现金流量问题，对经理投资行为具有相当的约束作用。Stulz（1990）、McConnell and Servaes（1995）、Lang and Stulz等（1996）、Ahn et al.（2006）等都通过实证分析证实债务融资能有效约束管理层滥用自由现金流量的过度投资行为，且这种抑制作用在低成长部门或非核心部门更显著。公立医院的负债一样需要还本付息，一样需要受到债权人的监督。因此我们认为公立医院的负债也能起到抑制过度投资的效应，有鉴于此，我们提出本章的第一个研究假设：

假设7-1：公立医院的负债能够抑制过度投资。

债务治理效应首当其冲是银行借款的治理效应。关于银行治理作用，国外学者形成比较一致的观点是银行有动力和能力发挥对公司的控制监督作用。Leland and Pyle（1977）认为，银行通过对潜在借款人的筛选、实际借款人的监督来减少或消除信息的可信性问题，从而减少由于道德风险所引起的交易成本。Douglas W. Diamond（1984）认为，银行具有净成本优势，使银行有动力进行相应的监督。Stiglitz（1985）认为，传统的股东大会、接管和投票权三种机制都不能有效发挥对管理层的控制职能，因此应该由银行实施控制职能。Rajan（1992）认为，银行作为"大贷款人"，更有能力和动机对企业进行有效的监督，从而减少管理层的道德风险，遏制管理层的过度投资。如果公立医院发生银行借款融资，作为借款人的公立医院对于银行与普通的企业并没有区别，银行一样会对公立医院进行监督，如果监督有效，就能起到减少医院管理层的道德风险，遏制其过度投资。借鉴企业相关研究，我们认为银行借款融资对公立医院过度投资行为的抑制作用具体通过以下两种方式来实现。

（1）自由现金流量削减效应。当管理层存在利用自由现金流量从事获取私人利益的过度投资行为时，借款本息的偿还能够消减医院的自由现金流量，在某种程度上能够对医院管理者随意支配自由现金流量的行为起到一定的约束作用；并且自由现金流量的降低会增大医院的经营风险，甚至有可能使医院陷入困境，进而影响到管理者的声誉，给管理者带来危机感，这种危机感有利于培养医院管理层行为上的谨慎性，起到抑制过度投资行为的作用。

（2）银行对债务人的筛选与监督效应。一般来说，从债务偿还顺序上看，新债权处于后偿的位置。如果医院欲对新的投资项目进行负债融资，在没有其他优惠条件情况下，原本负债水平已经很高，医院可能无法吸引来新的债权人，实现负债融资的目的。并且原债权人也可能因医院违约风险增大，而降低提供新贷款的可能性。显然。银行债权对借款人的筛选与监督效应的发挥使医院的某些过度投资行为由于得不到外部债权融资的支撑而受到抑制。

　　然而，银行债权要对医院管理者约束作用的有效发挥必须满足一定的前提条件：必须有明晰的产权制度和市场化的运行机制，才能保障银行在借款发放、定价、监督和收回时遵循市场化原则，并且银行的债权权利还必须充分受到法律保护。目前，公立医院银行借款并不具备这样条件环境，首先，银行借款的"自由现金流量削减"效应是指当公立医院发生银行借款后，由于要偿还借款的本息，就会不断地发生现金流的支出，从而减少自由现金流量。且不说银行借款本身就增加了公立医院可供使用的资金流，借款所产生杠杆收益由于不能支付股利和向所有者分配利润，只能医院留用，这实际上在某种程度上增加了医院管理者进行过度投资的现金流。再看，银行借款的"债务人的筛选与监督"效应。我们按照借款的"发放、定价、监督和收回"的流程来逐个分析：公立医院性质决定几乎不存在破产的可能，像普通企业那样因破产清算银行无法收回贷款的风险于公立医院几乎不存在；目前我国尚未实现全民医保，公立医院的服务对象中自费病人仍占据较大比例，其收入仍是以现金收入为主，加上社会医疗保险的后付费方式，医院垫付的医保病人收费在某种程度上也成为"现金性"收入，充裕的现金流入使公立医院成为商业银行青睐的对象，在商业银行之间恶性竞争下，公立医院尤其是大型公立医院在贷款市场上处于绝对的"买方市场"优势，在贷款发放环节上几乎没有任何障碍，并且获取贷款的资金成本也比普通企业要低，在不少时候公立医院的银行贷款还能获得政府贴息。所以对于公立医院来说，并不存在所谓的"筛选贷款人"效应。

对于"监督"环节，基于以下三个原因，银行也不能真正地发挥抑制公立医院过度投资的监督：其一，相对于公立医院贷款的投资项目，银行作为债权人和上一章我们分析的政府作为财政专项补助的审批人一样，医疗行业所特有的专业性使作为外部人根本无法了解项目的可行性与合理性。其二，商业银行作为一个营利性企业，尽管"银行应当履行其社会责任"的呼声出现并非一日，但追求利润最大化的仍是商业银行的首要财务目标，因此在贷款的审批和监督中银行仍然很少甚至不会考虑项目的社会效益。而医疗领域具备"供给能够创造需求"的特殊性，尤其是大医院，只要有设备、有病房，就能吸引来病人，创造出效益。所以不利于医疗行业长远发展的"坏项目"并不会被银行给否决掉，上马后也不会被停止贷款。其三，作为最后的保障机制，如果贷款人不能按时归还贷款，银行有权处置抵押物，直至接管并整顿贷款人。然而，公立医院贷款的标的不是医疗设备就是医疗用房屋，如果银行对其处置必然影响到群众的看病就医，影响到社会的和谐，作为既是公立医院所有者又是商业银行所有者的政府必然会出面干涉，所以债权人对经理人本应有的"控制权转移威慑作用"于公立医院来说并不真正存在。反而，由于银行债权人监督的弱化，银行借款反而成为公立医院进行过度投资的另一资金来源。基于以上分析，本文提出本章的第二个假设：

假设7-2：银行借款不能抑制公立医院的过度投资行为，反而为其过度投资提供了资金来源，成为其过度投资的诱发因素之一。

相比二级医院来说，三级医院垄断医疗市场的能力更强，创造现金流的能力也强于二级医院，通常被商业银行视为优质客户，是商业银行竞争的对象，也更容易获取银行贷款。所以三级医院的银行借款更容易引发过度投资。基于此，我们在假设7-2的基础上提出分假设：

假设7-2-1：医院级别越高，银行借款对过度投资的作用力越强。

　　商业信用负债是公立医院与其药品、卫生材料供应商之间形成的应付账款负债和预先收取的病人住院押金所形成的预收医疗款。以B地区为例，公立医院的商业信用负债平均占总资产的17%，是公立医院重要的资金来源渠道。首先，看应付账款，应付账款形成的经济活动载体是药品、卫生材料的供应，而药品和卫生材料是公立医院正常运转的必备物资。除此之外，我国公立医院所面临的"以药养医"现实也导致公立医院管理者对药品和卫生材料的异常重视。自建国至今，国家对公立医院医疗收费价格政策先后经历了"政府定价"和"政府指导价"两种管制方式，虽然自20世纪80年代就开始执行"政府指导价"，但由于一直未形成科学的价格调整机制，政府制定的指导价格多年并未随着物价水平变化做相应调整，使医疗收费水平严重地偏离医疗服务成本。在政府投入不足的情况下，为了维持医院的正常运转，政府允许医院将药品加价后卖给消费者，以药品的高附加值获取的利润来弥补医疗收支的亏损和政府的投入不足，形成了公立医院以药养医的局面。据卫生部统计，在医院收入中，药费的比重平均为60%以上，少数中小医院达到70%—80%。在以药养医的背景下，药品的购进和销售成为公立医院重要经济业务之一。而在我国医疗市场，人们传统的就医习惯（到医院看病，开药）使公立医院销售的药品占据了整个药品零售市场的70%，在零售市场中处于卖方垄断地位；同时也必然是药品批发市场中最大的批发商，在药品批发市场中处于买方垄断地位。这种双重垄断的身份使公立医院在药品的购买中拥有绝对的话语权，所以公立医院药品购进价款的付款周期相对较长，据笔者调查，大约在2—3个月，成为公立医院稳定的、重要的周转资金来源。即使处于垄断地位，基于药品销售的重要地位，公立医院管理者为了维持药品的稳定供给，必须按时支付货款。而预收医疗款是公立医院实现收入的首要途径，这项负债是通过公立医院医疗服务的提供来偿还的，这些服务是需要耗费人力、材料、药品等成本，多余的押金在患者出院必须及时退还给患者。因此，商业信用负债不同于银行借款，其对医院管理者的约束是硬约束，只要公立医院要生存，就必须偿还。并且是公立医院最主要的经济活动产生的，成为公立医院最主要的资金流出渠道。因此，我们认为，商业信用负债对公立医院过度投资起到抑制作用。即，本章的第三个假设和第四个假设：

假设7-3：应付账款能够抑制公立医院过度投资行为的治理效应。

假设7-4：预收医疗款能够抑制公立医院过度投资行为的治理效应。

第二节　经验数据分析

一、研究模型及变量定义

为验证上一节研究假设，我们以第五章度量的过度投资作为因变量，以公立医院不同来源的负债（包括银行借款、应付账款、预收医疗款）与自由现金流量的交叉项作为自变量，以现金存量、医院规模、财政补助以及期初资本支出为控制变量，构建了实证检验模型7-1。同样为了克服报表数据所引起的自变量内生性问题，所有的自变量和控制变量我们均取滞后一期，当然这也符合医院管理者投资决策的思维习惯。模型主要变量所代表的含义见表7-1。

$OVER\_NI_{i,\,t} = \gamma_0 + \gamma_1 FCF_{i,\,t-1} + \gamma_2 FCF_{i,\,t-1} * LEVRAGE_{i,\,t-1} + \gamma_3 BD_{i,\,t-1} + \gamma_4 FCF_{i,\,t-1} * BD_{i,\,t-1} + \gamma_5 BD_{i,\,t-1} * LEVEL_t + \gamma_6 FCF_{i,\,t-1} * BD_{i,\,t-1} * LEVEL_t + \gamma_7 FCF_{i,\,t-1} * CD_{i,\,t-1} + \gamma_8 FCF_{i,\,t-1} * ARD_{i,\,t-1} + \gamma_9 FCF_{i,\,t-1} * APD_{i,\,t-1} + \gamma_{10} CASH_{i,\,t-1} + \gamma_{11} SIZE_{i,\,t-1} + \gamma_{12} FIAS_{i,\,t-1} + \gamma_{13} CAPEX_{i,\,t-1} + \varepsilon_{i,\,t}$ （模型7-1）

表7-1　公立医院债务融资对过度投资的治理效应模型变量及其定义

	变量名	变量含义	计算方法
因变量	$OVER\_NI_t$	过度投资	第五章模型残差大于零
	FCF_{t-1}	自由现金流量	（收支结余+折旧−净营运增加额−最优投资支出）/总资产
自变量	$LEVERAGE_{t-1}$	资产负债率	总负债/总资产
	BD_{t-1}	银行借款率	银行借款/总资产
	CD_{t-1}	商业信用负债率	（应付账款+预收医疗款）/总资产
	APD_{t-1}	应付账款率	应付账款/总资产
	ARD_{t-1}	预收款率	预收医疗款/总资产
	$LEVEL_t$	医院等级	三级医院为1，二级医院为0
	$CASH_{t-1}$	现金存量	（货币资金+短期投资）/总资产
	$SIZE_{t-1}$	医院规模	资产总额（取自然对数）
控制变量	$CAPEX_{t-1}$	上年资本支出	［（期末固定资产−期初固定资产）/期初固定资产］滞后一期
	$FIAS_{t-1}$	财政补助	财政补助/总资产

二、描述性统计

表7-2列示了过度投资样本负债变量的描述性统计结果，为了便于比较，表7-2中还列示了投资不足样本相应的负债变量的描述性统计结果。212个过度投资的观测样本的总负债率均值为0.263，中位数为0.238。而投资不足的样本，总负债率均值为0.244，中位数0.229。投资过度的样本中位数和均值都略高于投资不足样本。对于银行借款负债（BD_{t-1}），过度投资样本中，占总资产比例均值为0.018%，中位数为0，75分位数为0.032；投资不足样本中，占银行借款负债占总资产的比例均值为3.1%，中位数也为0，75分位数为0.046。显然对于公立医院来说，银行负债还不是一种普遍的融资方式，一半以上的公立医院都不存在银行负债。对于应付账款负债，过度投资的样本中，应付账款占比均值为0.154，中位数为0.15；投资不足的样本中，应付账款占比均值为0.126，中位数为0.114，两个统计变量均略低于过度投资样本。对于预收医疗款负债，过度投资

的样本中，预收医疗款占比均值为0.016，中位数为0.011；投资不足的样本中，预收医疗款占比均值为0.019，中位数为0.016，略高于投资过度样本。通过描述性统计分析初步发现：公立医院负债融资中，应付账款占比相对较高，对公立医院的行为会产生一定的影响，而银行借款和预收医疗款这两种负债占比很低，可能对公立医院的行为产生的影响比较小。

表7-2　公立医院债务融资对过度投资治理效应模型主要变量的描述性统计

		极小值	25分位	50分位	75分位	极大值	均值	标准差
投资过度	$LEVERAGE_{t-1}$	0.015	0.179	0.238	0.313	0.985	0.263	0.148
	CD_{t-1}	0.010	0.094	0.161	0.209	0.828	0.170	0.124
	BD_{t-1}	0.000	0.000	0.000	0.032	0.129	0.018	0.033
	APD_{t-1}	0.000	0.077	0.150	0.193	0.780	0.154	0.122
	ARD_{t-1}	0.000	0.008	0.011	0.022	0.111	0.016	0.017
投资不足	$LEVERAGE_{t-1}$	0.033	0.146	0.229	0.290	1.144	0.244	0.155
	CD_{t-1}	0.008	0.081	0.135	0.164	0.893	0.146	0.109
	BD_{t-1}	0.000	0.000	0.000	0.046	0.199	0.031	0.056
	APD_{t-1}	0.000	0.068	0.114	0.164	0.838	0.126	0.105
	ARD_{t-1}	0.000	0.010	0.016	0.025	0.083	0.019	0.015

三、共线性诊断

鉴于模型中引入交叉项变量后容易存在共线性问题，我们进行了模型变量的共线性诊断。表7-3列示了主要变量的相关性矩阵，显然，自由现金流量变量（FCF）与所有的交叉项变量之间表现出显著的相关关系，交叉项变量两两之间也表现出显著的相关关系。判断变量之间的共线性一般使用共线性诊断统计变量"容差"和"方差膨胀因子（VIF）"检验，我们计算出模型所有自变量的"容差"和"方差膨胀因子（VIF）"，大部分变量的容差介于0.5—1之间，方差膨胀因子（VIF）介于1—2之间，变量的容差最小值为0.217，VIF最大值为4.606，远小于多重共线性的判断标准"VIF大于等于

表7-3　公立医院债务融资治理效应与过度投资主要变量的相关性矩阵

	CASH	FCF	FIAS	SIZE	CAPEX	LEVEAGE*FCF	BD*FCF	CD*FCF	APD*FCF	ARD*FCF
CASH	1.000	0.200	0.024	-0.047	-0.098	0.080	-0.101	0.026	0.021	0.039
FCF	0.105	1.000	0.116	0.172	-0.041	0.864***	0.376	0.802***	0.763***	0.461***
FIAS	0.090	0.220	1.000	-0.634***	-0.198	-0.129	-0.051	0.163	0.149	0.129
SIZE	0.021	0.045	-0.637**	1.000	0.128	0.098	0.272**	0.065	0.092	-0.129
CAPEX	-0.155	0.005	-0.269**	0.161	1.000	-0.104	0.095	-0.119	-0.107	-0.105
LVEAGE*FCF	-0.003	0.835***	-0.207	-0.054	0.031	1.000	0.289**	0.920***	0.969***	0.745***
BD*FCF	-0.219	0.121	-0.215	0.312*	0.156	0.419***	1.000	0.307*	0.311**	0.252*
CD*FCF	-0.103	0.762***	0.194	-0.023	0.041	0.964***	0.445***	1.000	0.969***	0.745***
APD*FCF	-0.111	0.690***	0.159	0.023	0.072	0.942***	0.460***	0.986***	1.000	0.648***
ARD*FCF	0.072	0.772***	0.151	0.087	-0.052	0.413***	0.051	0.379***	0.222*	1.000

注释：（1）矩阵左下（右上）部分为Pearson（Spearman）相关性系数；*、**、***分别表示10%，5%和1%水平上显著。

（2）由于空间有限，只列出了主要变量的相关系数。

（3）表中未标出下标，所有变量均为滞后一期变量。

10"。因此我们认为模型中自变量之间不存在严重的多重共线性问题。

四、模型回归结果分析

表7-4列示了不同来源债务对过度投资的治理的回归结果。在本书的第六章我们已经验证自由现金流量代理成本是公立医院过度投资的重要原因，为了对比回归结果，在此我们将过度投资与自由现金流量变量的回归结果列示在表7-4的（1）列，自由现金流量与过度投资的系数呈显著正相关；为了验证负债对公立医院过度投资的抑制情况，在模型中引进了总负债水平变量"资产负债率"与"自由现金流量"的交叉项，如果交叉项的回归系数显著为负，则表明负债能够抑制公立医院过度投资行为。回归结果列示于表7-4的（2）列，自由现金流量仍与过度投资呈显著正相关，而二者的交叉项与过度投资的回归系数为-0.691，显著性水平为1%，即企业负债融资可以减少公立医院管理者发生自由现金流量滥用的过度投资行为，负债整体上具有治理效应，假设7-1得到验证。

为检验公立医院不同来源的负债是否都具有抑制过度投资的效应，我们将负债区分为银行借款和商业信用负债，即在模型中引入银行借款变量、银行借款与自由现金流量交叉变量和商业信用负债与自由现金流量交叉变量，回归结果列示在表7-4的（3）列，自由现金流量与过度投资之间的关系仍表现出显著正相关，相关系数为0.749，显著性水平为1%，而银行借款变量与自由现金流量的交叉项则没有表现出显著的相关关系，表明银行借款对自由现金流量所导致的过度投资没有任何影响，即不能抑制过度投资；而银行借款（$BD_{i, t-1}$）变量自身则与过度投资存在显著的正相关关系，相关系数为0.336，显著性水平为5%，即公立医院的银行借款每增加1%，其过度投资就增加33.6%。由于银行不能对医院的投资项目贷

表7-4 公立医院债务融资对过度投资治理效应模型回归结果分析

	（1）	（2）	（3）	（4）	（5）
$FCF_{i,\ t-1}$	0.234*	0.854***	0.749***	0.923***	0.687***
	（1.955）	（3.698）	（3.784）	（4.549）	（3.224）
$LEVAGE_{i,\ t-1}$		0.112			
		（0.819）			
$FCF_{i,\ t-1}*LEVAGE_{i,\ t-1}$		-0.691***			
		（-3.115）			
$BD_{i,\ t-1}$			0.336**	0.258*	0.339**
			（2.164）	（1.712）	（2.107）
$FCF_{i,\ t-1}*BD_{i,\ t-1}$			0.001	-0.181	0.011
			（0.110）	（-1.215）	（0.089）
$BD_{i,\ t-1}*LEVEL_t$				-0.218	
				（-1.087）	
$FCF_{i,\ t-1}*BD_{i,\ t-1}*LEVEL_t$				0.390**	
				（2.030）	
$FCF_{i,\ t-1}*CD_{i,\ t-1}$			-0.613***	-0.621***	
			（-3.103）	（-3.155）	
$FCF_{i,\ t-1}*APD_{i,\ t-1}$					-0.58***
					（-3.079）
$FCF_{i,\ t-1}*ARD_{i,\ t-1}$					0.001
					（0.009）
$FIAS_{i,\ t-1}$	0.312*	0.299**	0.317**	0.318***	0.331**
	（1.955）	（2.023）	（2.137）	（2.148）	（2.209）
$CASH_{i,\ t-1}$	0.274**	0.198*	0.179	0.186	0.191
	（2.278）	（1.742）	（1.552）	（1.445）	（1.632）
$SIZE_{i,\ t-1}$	0.368**	0.324**	0.325**	0.013	0.354**
	（2.300）	（2.181）	（2.124）	（0.098）	（2.248）
$CAPEX_{i,\ t-1}$	0.219*	0.168	0.164	0.175	0.172
	（1.833）	（1.508）	（1.453）	（1.534）	（1.511）
调整R^2	0.241	0.352	0.349	0.366	0.345
F值	4.565***	6.071***	5.292***	4.239***	4.682***
N	212	212	212	212	212

注释：*、**、***分别表示10%、5%和1%水平上显著。

款进行有效审核，无法发挥贷款人"筛选"效应，反而基于自身利益，放松对公立医院的贷款条件，使一些本不该上马的"坏项目"获得资金支持，出现过度投资。即如研究假设论述的那样"来自支持体银行的预算软约束，银行借款反而会增加公立医院现金流，加剧了公立医院的过度投资"，假设7-2得到验证。而商业信用负债与自由现金流量交叉项回归系数则与过度投资呈显著负相关，系数为-0.613，显著性水平为1%，说明商业信用负债能发挥抑制过度投资的作用，公立医院如果不能及时归还供应商的药品货款，就无法购进新药，医院将无法维持正常运转。

为了检验银行借款负债对公立医院过度投资的作用在二级医院和三级医院是否相同，我们又在模型中加入了银行借款变量与医院等级变量的交叉变量（$BD_{i,\ t-1} \times LEVEL_t$）和银行借款变量、自由现金流量变量与医院等级变量三个变量的交叉变量（$BD_{i,\ t-1} \times FCF_{i,\ t-1} \times LEVEL_t$）。实证结果列示在表7-4的（4）列，相比（3）列，银行借款变量本身仍显示显著正相关关系，而银行借款变量与医院等级变量的交叉项则没有表现出显著相关关系，这表明银行借款本身对过度投资的影响在三级医院和二级医院之间没有区别，都是其过度投资诱发因素之一。而银行借款变量与自由现金流量变量的交叉项仍未表现出显著相关关系，但银行借款变量、自由现金流量变量与医院等级变量三个变量的交叉项却显示出显著正相关关系，相关系数为0.390，显著性水平为1%。从统计学上看，医院级别为三级时，银行借款变量与自由现金流量变量的交叉项系数应为 $\gamma_6 + \gamma_4$，即0.209，表明对于三级医院，其银行借款不能抑制自由现金流量过度投资，在非营利医院不能分配盈余给投资者的约束下，医院反而因获取银行借款的杠杆收益，增加了医院的自由现金流量，成为自由现金流量的过度投资促进因素；而医院级别为二级时，银行借款变量与自由现金流量变量的交叉系数为 γ_4，没有显著的相关关系，银行借款既不抑制过度投资，也没有增加医院的自由现金流量过度投资。

　　为了区分不同来源商业信用负债对过度投资行为的影响，本章将商业信用负债按照负债内容不同细分为应付账款（APD）和预收医疗款（ARD），在模型中引进两者与自由现金流量的交叉项进行回归，回归结果列示在7-4的（5）列，自由现金流量与过度投资之间依然保持显著的正相关关系，银行借款变量与自由现金流量变量的交叉项仍然没有显著的相关关系，而银行借款变量本身仍然表现出与过度投资显著正相关关系，相关系数为0.339，显著性水平为5%。而商业信用负债中的应付账款交叉项表现出显著的负相关关系，相关系数为-0.58，显著性水平为1%；预收医疗款与自由现金流量的交叉项则没有显著的相关关系，说明应付账款能够起到抑制过度投资的作用，而预收医疗款则没有这样的作用。我们认为这可能源于预收款的特殊性质：预收医疗款是住院病人的交纳押金，虽然是负债性质，但作为负债性质被公立医院占有的时间非常短，当病人住院开始接受治疗，预收医疗款就开始逐步地转变为医院的收入，成为医院自由现金流量的主要来源；并且医院对其偿还时，并不需要支付现金流，而是支付的服务，当然服务提供过程中会耗费人力、材料等成本，直到薪酬的发放、材料物资的购买才会影响到现金流，作用链条过长使预付医疗款对自由现金流的影响已经非常微弱。基于这个逻辑，预收医疗款对医院过度投资没有治理效应。

本章小结

　　本章的主要研究目标是检验公立医院的不同来源负债以及不同期限负债是否能够发挥对过度投资的治理效应。主要是通过"公立医院债务融资对过度投资的治理效应及研究假设"和"经验数据分析"两节内容来实现以上目标的。

　　本章第一节"公立医院债务融资对过度投资的治理效应及研究假设"首先对公立医院负债的整体治理效应进行分析，然后分别对公立医院的银行借款负债及商业信用负债中的应付账款和预收病人医疗款是否能够抑制管理者的过度投资行为进行了分析，并提出本章的假设7-1"公立医院的负债能够抑制过度投资"、假设7-2"银行借款不能抑制公立医院的过度投资行为，反而为其过度投资提供了资金来源，成为其过度投资的诱发因素之一"、假设7-2-1"医院级别越高，银行借款对过度投资的作用力越强"、假设7-3"应付账款能够抑制公立医院过度投资行为的治理效应"和假设7-4"预收医疗款能够抑制公立医院过度投资行为的治理效应"。

本章第二节"经验数据分析"通过构建实证模型，对第一节的研究假设进行了检验。结果表明：公立医院的负债整体上具有抑制过度投资的效应，但银行借款负债不能抑制公立医院的过度投资行为，并且为公立医院过度投资提供了资金来源，成为公立医院过度投资的诱因之一；相比二级医院，三级医院商业信用负债中的应付账款能够有效地抑制对过度投资的治理作用，而预收医疗款性质特殊，不能发挥治理作用。基于本章的研究结论，既然应付账款能够抑制过度投资治理作用，我们认为应当扫除其发挥治理作用的障碍，以确保其治理作用的充分发挥。

本章结论可用图7-1表示。

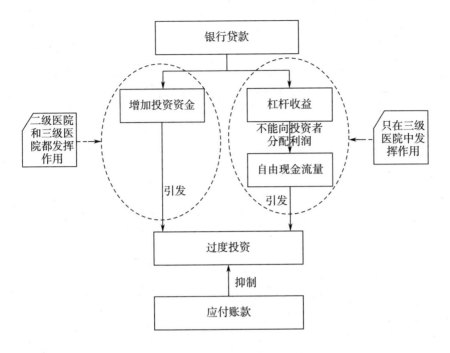

图7-1 负债融资与公立医院过度投资关系图

第八章 结论、建议与未来展望

研究的目的在于得出科学的结论，提出合理化建议。本章将在回顾前文研究的基础上，总结研究成果，提出政策建议和未来研究方向。

第一节 主要结论

在本书的前面几章，我们对公立医院过度投资进行了系统的理论分析和经验验证，在此，我们将对前文的研究进行总结，以便有针对性地提出关于公立医院过度投资的治理建议。

一、实证分析对研究假设的验证情况

表8-1列出了本书提出的13个研究假设（包括3个分假设）的检验结果。

表8-1 本书的研究假设实证检验总体结果

编号	章节	研究假设	检验结果
H6-1	第六章	公立医院道德代理风险越严重，其过度投资越严重	假设成立

编号	章节	研究假设	检验结果
H6-2	第六章	自由现金流量充沛的公立医院更容易发生过度投资，并且过度投资程度与自由现金流量呈正相关关系	假设成立
H6-3	第六章	相比二级医院，三级医院过度投资对自由现金流量更敏感	假设成立
H6-4	第六章	在当前的财政资金预算制度下，公立医院获得的财政补助越多，越容易出现过度投资行为	假设成立
H6-5	第六章	在当前的财政资金预算制度下，发生亏损的公立医院，其过度投资对财政补助的敏感度更高	假设成立
H6-5-1	第六章	总收支结余为负的公立医院，其过度投资对财政补助的敏感度更高	假设成立
H6-5-2	第六章	医药收支结余为负的公立医院，其过度投资对财政补助的敏感度更高。	假设不成立
H6-6	第六章	公立医院的控制权属越高，其过度投资对财政补助的敏感度越高	假设成立
H7-1	第七章	公立医院的负债能够抑制过度投资	假设成立
H7-2	第七章	银行借款不能抑制公立医院的过度投资行为，反而为其过度投资提供了资金来源，成为其过度投资的诱发因素之一	假设成立
H7-2-1	第七章	医院级别越高，银行借款对过度投资的作用力越强	假设成立
H7-3	第七章	应付账款能够抑制公立医院过度投资行为的治理效应	假设成立
H7-4	第七章	预收医疗款能够抑制公立医院过度投资行为的治理效应	假设不成立

二、研究的主要结论

通过前面的研究，本书主要得出如下结论：

1.公立医院的效率投资是指有助于实现公立医院"保值、增值"财务管理目标的投资即为效率投资，具体内涵上是指在某一特定时期内，公立医院进行投资的所有项目的NPV之和不小于零时，否则即为非效率投资。公立医院的效率投资显然也是公立医院的最优投资，非效率投资就是超过最优投资的那部分投资。

2.通过构建以公立医院所面临的医疗市场需求、要素市场供给、市场竞争等市场因素和历史运营因素为成长机会变量的公立医院最优投资模型，对公立医院非效率投资进行度量，结果表明公立医院中有相当一部分存在过度投资行为。

3.对于公立医院，在公众和政府、政府与医院管理者、医院管理者与医生、政府与医生、患者和医生、医保机构与医生、患者和医保机构之间都存在着委托代理关系；由于信息不对称的存在以及相应制度的不完善，从患者到医生、医院管理者以及政府监管部门和政府官员基于自身利益最大化，都有强烈的过度投资动机。实证结果也证明：公立医院的道德代理风险越大，过度投资越严重，即公立医院的道德风险是过度投资的驱动因素。

4.过度投资的实现需借助于充沛的现金，公立医院投资资金主要来源渠道包括自由现金流量和政府财政补助两个。实证结果表明：公立医院拥有的自由现金流量越多，越容易引发过度投资；且医院等级越高，过度投资对其自由现金流量的敏感度越高；在当前财政补助政策不合理、政府财政资金预算制度存在弊端的情况下，医院获得的财政补助越多，越容易出现过度投资；且发生亏损的医院，过度投资对财政补助的敏感度更高；医院的终极控制权属越高，过度投资对财政补助的敏感度也越高。

5.基于债务本息的偿还会减少公立医院自由现金流量，在某种程度上可以减少管理者对自由现金流量的滥用，从而起到抑制自由现金流量过度投资效应。但由于相关制度不完善，作为债权人的银行无论是在投资项目贷款审批环节还是项目实施过程中都不能对公立医院的投资行为进行有效监督，因此银行借款不能抑制公立医院的过度投资行为，反而为其提供了资金来源，成为公立医院过度投资的重要诱因之一；应付账款在公立医院中占据较大比例，并且牵涉到公立医院正常生存发展的药品卫生材料供应，对公立医院管理者具有较大的约束力，因此对公立医院过度投资行为具有明显的抑制效应；而预收病人医疗款因属于收入性质负债，不需要动用现金流进行偿还，因此对公立医院过度投资没有抑制效应。

公立医院过度投资的形成机理如图8-1。

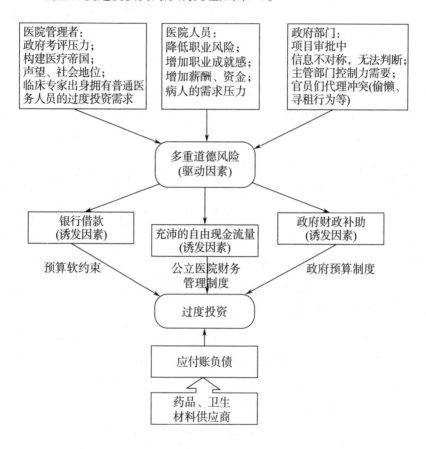

图8-1 公立医院过度投资形成机理

第二节 基于制度创新的过度投资治理建议

虽然公立医院出现过度投资的根本原因是公立医院代理人的代理冲突，但恰当的制度安排可以有效地降低代理成本和风险。证实由于当前公立医院所面临的制度安排不合理，才给过度投资的实现提供了机会。因此，我们认为要想治理公立医院的过度投资，必须对当前的相关制度进行改革和完善。从制度创新角度，我们提出如下治理建议。

一、合理界定各级公立医院的功能定位，制定并实施科学的区域卫生规划

本书第五章对公立医院非效率投资度量结果表明，我国公立医院过度投资和投资不足并存；第六章的过度投资原因实证分析中还发现，相比二级医院，三级医院更容易出现自由现金流量过度投资，其过度投资对财政补助的敏感度也更高。其实深层次原因在于政府在医疗市场宏观调控职责的缺位，没有对各级医院进行明确的功能定位，缺乏科学合理的卫生发展规划，造成各级医院之间恶性竞争，医疗资源配置效率低下。所以，为了治理公立医院的过度投资，首先要做好各层级公立医院的医疗服务功能定位。借鉴国内有关学者的研究结果，我们认为对各级各类公立医院可做如下功能定位：综合性大医院以接纳危重急症和疑难病症为主，指导下级医院的技术工作；中等规模医院主要是服务就近患者群体，指导社区卫生服务机构的技术工作。社区卫生服务机构主要承担预防、保健、慢性病管理等公共卫生服务，肩负基本医疗服务任务。专科医院、营利性医院等，以补充公立医院服务的空白。

刘军民（2012）认为，实施区域卫生规划是约束公立医院规模无序扩张的根本措施。所谓的"区域卫生规划"，是指以满足区域内全体居民的基本卫生服务需求、保护与增进健康为目的，对机构、床位、人员、设备等卫生资源进行统筹规划，合理配置，其目标是构建与国民经济和社会发展水平相适应，有效、经济、公平的卫生服务体系和管理体制，改善和提高卫生综合服务能力和资源利用效率。区域卫生规划是近年来国际上普遍推崇的卫生宏观调控模式。政府在合理确定各级各类公立医院的功能定位的基础上，加

强区域卫生规划并贯彻实施。具体来说，在认真测算区域社会医疗需求总量和结构的基础上明确各级各类公立医院的类别、数量、规模、布局、结构和大型医疗设备配置标准，以地域、人群的需求为出发点，将公共卫生、医疗服务、社区等作为一个整体对各类各级医疗卫生机构进行统筹规划，打破目前按部门、地方的行政隶属关系设置卫生机构的管理模式，消灭不同部门、地方的卫生机构各自为政，争相进行投资所造成的"大而全、小而全"、重复性建设等资源浪费现象。要想使卫生规划能够得到有效实施，必须通过立法的形式明确卫生规划的法律地位，杜绝以各种借口对规划的逾越现象发生。

二、有效实施"社区首诊制、双向转诊制"，形成"分层就诊、有序流动"的就医新秩序

各级公立医疗机构争夺医疗市场的实践表明：基层医疗机构及中小型医院为了降低医疗风险，一般愿意将超出自己诊治能力范围的重症病人转诊至大型医院；而大型医院为了自身的利益却不愿意将普通病、常见病、慢性病等患者以及已经诊断明确、经过治疗病情稳定转入恢复期的病人下放至中小型医院、基层医疗机构。因此，在医保第三方付费制度下，如果任由患者自由就医，那么在患者道德风险的作用下，患者仍然选择大型医院就医，大型医院还是会出现被动抑或主动的过度投资行为；而基层医疗机构和中小型医院为了吸引病人也会出现引进高端医疗设备过度投资行为。所制定的区域卫生规划再科学也会流于形式，无法真正贯彻实施。

按照国际经验，要想保障各级医疗机构按照各自功能定位提供服务，相互之间有序竞争，实现卫生事业健康持续发展，有效可行的措施是建立并有效实施"社区首诊制、双向转诊制"，形成"分层就诊、有序流动"的就医秩序。所谓的"社区首诊制（the system of the first treatment in the community）"，是指规定居民在患病需要

就诊时，须首先到社区卫生机构接受全科医生诊疗的一种制度，除非急诊，居民如要去医院寻求专科医生的服务，必须要经过社区全科医生的转诊，流程图如图8-2所示。社区首诊制的目的在于对患者进行合理的分流，使得社区居民的常见病、多发病尽可能地在社区内通过常规方法加以解决，减少专科医院资源的浪费。在这种制度下，全科医生扮演社区"守门人"角色，对社区居民合理利用卫生资源发挥"过滤筛选"作用，而专科医院以及专科医生则发挥在设备技术上的优势，只接收急诊患者或者由于社区全科医生转诊来的患者。所谓"双向转诊制"，简而言之就是"小病进社区、大病进医院、康复回社区"。2006年卫生部下发的《国务院关于发展城市社区卫生服务的指导意见》中明确提出建立分级医疗和双向转诊制度。双向转诊制度建立及有效实施的一个保障性的制度就是社区首诊制，如果没有社区首诊制度的实施，任由市场自发调节，病人必然还是流向城市大型医院。同样，如果没有建立有效的"双向转诊制"，"社区首诊制"可能会贻误病情，造成资源的更大浪费。两种制度互相保障，当然还有其他比如医保报销制度等配套制度作为保障，共同有效实施，形成"分层就诊、有序流动"的新就医秩序，切断各级医院之间疯狂抢夺病人、恶性竞争的过度投资诱因。

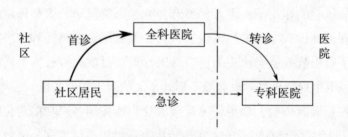

图8-2　社区首诊模式

三、进行医疗收费支付方式改革，切断公立医院过度医疗的诱因

当前的"按项目付费"支付方式和不合理的价格形成机制造成医生有降低医疗成本的积极性，相反容易出现"诱导需求""多开药、多检查"行为，从而有过度投资冲动。要治理公立医院的过度投资行为，就必须对当前的医疗服务价格形成机制进行改革。

对门诊收费价格形成机制做如下改革：（1）取消药品和卫生材料等医疗耗材的加成费，实行零差率收费标准；（2）下调检查费、化验费收费标准，按检查、化验服务中的人工成本以外的直接服务成本收费；（3）设置"诊疗费"收费项目，包含门诊病人整个医疗消费过程中的医务人员的人力成本，通过科学的成本核算，测算出每门诊人次诊疗收费标准，不同级别诊疗机构之间收费标准要拉开差距；并且要依据社会人力成本价格的变动，定期对诊疗费用收费标准进行调整。通过以上改革，医疗服务的收费包括人力成本以外的直接成本以"成本价格"标准按"项目收费方式"补偿，"人力成本"、房屋折旧、其他运营费用等医院日常运营成本采取按"门诊人次"方式的收取"诊疗费用"补偿。如此改革切断这些直接收费项目与医院、医务人员的利益联系，就可以阻止医务人员的过度检查、过度化验等医疗行为，而不同级别医院之间的诊疗费差别定价可以引导普通病、常见病患者到基层医疗机构或者中小型医院就医，切断公立医院过度投资的诱因。

对于住院服务收费价格改革，可以借鉴国际上通用"按病种付费"的收费方式。所谓的"按病种付费"，也叫"按病种分组付费"，是一种预付费制度，主要是根据患者年龄、疾病诊断、合并症并发症、治疗方式、疾病严重程度以及疗效等多种因素，将诊断相近、治疗手段相近、医疗费用相近的住院患者分入若干病组，定额付费。其指导思想是指通过统一的疾病诊断分类定额偿付标准的制定，达到医疗资源利用标准化，即医疗机构资源消耗与所治疗的住院病人的数量、疾病复杂程度和服务强度成正比。在这种付费方

式下，医疗机构的收入仅与每个病例及其诊断有关，而与医疗机构治疗该病例所花费的实际成本无关；医疗机构诊治人时是否盈利、盈利多少取决于病种标准费用与病人实际住院费用的差额付费与诊断有关，与资源消耗无关；有助于调动医务人员积极主动参与成本控制，通过提高医疗质量，降低资源消耗来获取收益，从而从源头上治理了乱开药、开贵药、大处方、大检查等行为。

四、在健全成本测算体系的基础上，政府补助方式由"直接"补助变为"间接"补助

对当前政府财政补助改革的思路是：政府对公立医院的日常补助的测算根据应当是服务量和工作绩效来，才能体现促进效率的原则。因此，对公立医院的补助进行变革，改按人头的"定额拨款"为"定项拨款"，建立"养事不养人"的投入机制。一是改变补偿对象，从以机构为对象转变为以任务为对象，按承担任务多少给予补偿；二是改变补偿方式，从以补偿人员经费为主转变为以补偿业务工作经费为主；三是改变补偿项目，从综合项目补偿转变为单项目补偿。按照这样的思路，政府通过购买医疗服务，实现对医院的补偿与管理，即政府不再对公立医院进行直接补偿，而是通过建立健全医疗保障体系，以医疗保险的方式直接补给特定人群，为其购买服务，使医院在提供医疗服务的过程中间接得到补偿。具体操作上：（1）推行按病种付费方式；（2）要健全公立医院的全成本测算体系，研究确定按病种分型诊疗成本；（3）在按病种分型诊疗成本基础上，考虑物价增长、医院等级、科学研究和技术进步等因素，以此作为成本调整系数，计算调整后成本；（4）允许公立医院从医疗服务中获取一定的收益，按病种确定一个合适的成本加成收益率，对调整后成本做成本收益加成，计算出按病种分型收费标准。

五、采取"医药分开"、扶持民营医院发展、准许外资医院进入、促进竞争等多项措施，打破公立医院双边垄断地位，为债务治理效应的充分发挥创造环境

本书第七章实证结果表明，在公立医院的各类债务中，因应付账款、商业信用负债关系着公立医院药品卫生材料等物资的持续供应，在一定程度对医院管理者形成一种无形的压力，发挥抑制管理者过度投资行为的效应。然而，公立医院目前在市场中的多边垄断地位，实际上会成为应付账款治理效应充分发挥的一个重要障碍。

由于历史原因，我国医疗卫生服务体系中，公立医院占据着绝对的主体地位，虽然近几年来，民营医院得到了长足的发展，但因税收负担沉重、发展起步晚、规模小、医疗技术落后、资金不足等原因，根本无法与公立医院进行抗衡，公立医院在医疗市场中处于强势的垄断地位，从而也垄断着绝大多数处方药的开方权、销售权，加上自古以来中国人"看病才能买药"的传统习惯，使公立医院成为药品零售市场中的垄断寡头，据统计，目前我国80%以上的药品是通过公立医院销售的。零售市场的垄断地位也促成了公立医院在药品批发市场中的垄断地位：由于公立医院向药品供应商采购的药品数量相当巨大，使其具有比药品供应商更大的议价能力和实力。批发市场的垄断地位在某种程度上会削弱药品进货合同对医院的约束力，拖欠药厂货款现象在公立医院非常普遍。因此，我们认为要想充分发挥应付账款的治理效应，必须打破公立医院的双边垄断地位。可从以下两方面着手：

（1）实施"医药分开"，强制进行处方释放，形成"医院"、药店以及其他药品零售商之间的有效竞争格局。这一点关键是要加快药剂师的人才培养，发挥药剂师的配药作用。

（2）扶持民营医院、鼓励外资医院进入，形成多方、多渠道办医格局，打破公立医院在医疗市场中的垄断地位。国家应在税收政策、信贷政策、医保定点等多方面给予民营医院优惠，以扶持民营医院的发展；同时要鼓励外资医院进入中国医疗市场。

通过这两方面的措施，形成药品批发市场中的公立医院、民营医院、外资医院、药店和其他药品销售商等多个买方市场主体相互竞争，提高药品生产商的谈判地位，发挥药品购货合同的约束力，从而发挥应付账款的治理效应。

六、建立科学的医院外部评鉴体系，引导医院由"粗放型"发展模式向"集约型"发展模式转变，遏制规模扩张的冲动

长期以来，政府对公立医院的评价和考核一直以"医疗质量""医疗数量"为重点，不少公立医院为了迎合政府考核，当然也为了追逐利益，开始疯狂的"圈地""盖大楼""买设备"，医院之间开展豪华竞赛、设备竞赛，从而引发了过度投资。这种发展方式显然是粗放式发展方式，高的门诊人次和住院人次依靠的是更高的投入为代价，伴随的是低效率和资源的浪费。要想改变公立医院这种依靠规模扩张来吸引病人的粗放型发展模式，政府需要对公立医院评鉴体系进行改革，引导公立医院从粗放型发展模式转变为集约型发展模式。

C. K. Prahalad and Gary Hamel（1990）首次提出了核心竞争力（Core Competence）的概念："组织内部经过积累的知识和技能，尤其是关于怎样协调各种生产技能和整合不同技术的知识和技能。"新医改对公立医院定位由过去单纯的"社会福利型"转变为"公益性经营型"。随着改革的深化，未来的医疗服务体系将呈现多元化的办医格局，既有公立医院，也有民营医院，还有外资医院的进入，这无疑加剧医疗市场竞争，未来医疗市场的竞争应当是核心竞争力的竞争。因此，我们认为在政府对公立医院的评鉴体系中，应当以评价公立医院的核心竞争力作为重点。张宗久（2008）认为，非营利医院的核心竞争力主要表现在雄厚的技术力量，训练有素的专业技术队伍和良好的社会声誉及公众形象。基于此，在对公立医院的评鉴就不能仅仅停留在"医疗质量"方面，而应该将公

立医院的效率、社会评价、创新的内容加入评价体系中。我们认为可以引进平衡记分卡的绩效管理工具，从医疗质量、社会评价、效率以及科研创新四个方面进行评价。其中效率应当包括技术效率和配置效率两个方面，技术效率是指给定的各种投入来达到最大的产出；而配置效率则是指以投入要素的最佳组合来生产"最优"产品数量组合。前者可以理解为公立医院在正确的做事，是衡量公立医院的微观经济效率；后者可以理解为公立医院在做正确的事，是从公立医院服务社会的功能角度来衡量。在这样评价体系的引导下，公立医院就会既关注质量，又关注效率，还注重创新，靠技术实力、靠服务质量来吸引病人，实现可持续发展，抑制过度投资的动机。

七、开展投资绩效审计，启动项目投资问责程序

公立医院发生过度投资的一个重要原因是在投资各环节的责任人都无须为投资的低效率甚至是失败承担责任，自然会诱发这些代理人的机会主义行为。公立医院投资资金主要有政府财政专项补助和医院的自有资金两个来源渠道，我们逐个分析。首先分析财政专项补助资金。现有预算体制没有对预算编制责任进行明确认定，以至于预算申请没有标准可循，申请部门都有多申请预算的冲动，预算分配也缺乏充分可靠依据，从而形成谁都不愿意负责任的局面。公立医院获取的财政专项补助资金属于政府预算资金，也存在这样无人负责的问题。政府部门在预算编制和财政资金分配时，本身就没有充分考虑结果效益问题，对公立医院申请预算既没有明确提出产出测量标准和结果效益目标，也没有明确要求公立医院管理者承担相应的预算责任和管理责任，必然是引发公立医院多要资金，多投资的冲动。而对于公立医院使用自有资金，在缺乏法人治理结构的情况下，无人对医院的投资绩效进行评价和监督，作为医院内部控制人的医院管理者无须为投资结果负债，更是肆无忌惮地利用

自有资金进行投资。实际上，政府财政补助资金来自于当期的政府预算拨款，而医院自有资金则是政府前期预算拨款所产生的收益，从这个角度看，公立医院的自有资金与政府财政补助资金并没有本质的区别。按照公共财政理论，公共预算是在履行一种受托责任，政府作为受托人代表纳税人和公民使用公共资金，进行公共政策选择，提供公共服务。为了督促政府官员能负责任地使用公共资金，防止决策者和管理者的机会主义行为，在公共预算中必须建立相应的问责机制，确保公共资金使用安全以及最大化实现公共目的。所以我们认为为了防止公立医院投资中的机会主义行为，应当开展投资绩效审计，启动问责程序。

所谓问责，是指个人或组织对其使用的资源的流向及其效用的交代。通常，广义的问责包括组织内部员工对管理人员的问责交代、管理人员对职能部门或项目负责人的问责交代、职能部门或项目负责人对执行负责人的问责交代；也包括执行负责人对董事会的问责交代、董事会对相关利益群体的问责交代。前者是为了实现有效管理的目的，后者是为了达到善治（Good Governance）的目的。而狭义的问责则是指公共组织作为一个整体对其使用资源的流向及其效用的社会交代。对于在公立医院启动投资绩效问责程序，可分三步：第一步，项目投入使用后，让医院管理者每年度上交有关投资项目的绩效报告，详细阐述项目的绩效情况，审查管理者上交的绩效报告，以发现有问题的投资项目。第二步，定期对投资项目开展绩效审计，具体来说，必须审计的项目包括重大项目和有问题的投资项目；在第一阶段审查没有发现问题的项目则采取抽查的方法决定是否开展绩效审计。第三步，对于审计确定有问题的项目，依据问题的严重程度，追究相关人员的责任，这一步非常关键，有问题的必须坚决追究责任，否则问责制就难以发挥效应，也就无法治理投资过度资源浪费问题。

由于投资项目资金来源渠道不同，投资绩效的问责程序具体形式也有所不同。对于使用医院自有资金进行的投资项目，则应有公立医院的主管部门来发起问责程序，在进行医院管理体制改革之前，公立医院归政府部门中的卫生部门主管，那么卫生部门是问责主体；在进行医院管理体制改革后，不少地区成立的专门的医院管理部门，比如北京成立医院管理局，就应当由医院管理局来发起问责程序。具体步骤与以上所述相同，绩效审计工作可委托有相应资质的会计师事务所开展，如果设立有审计委员会，则应由审计委员会开展；问责对象为医院管理者。对于使用政府财政补助资金进行的投资项目，则由国家审计部门发起问责程序，绩效审计以国家审计方式展开。问责的对象包括项目申请、项目审批、预算审批分配的医院管理者、卫生部门或者医院管理局、财政部门。通过开展投资绩效审计，启动问责程序，来增大医院管理者以及政府官员在投资决策以及项目审批中的机会主义行为的成本，以达到遏制投资决策中的非理性行为。

八、建立完善的公立医院法人治理结构，有效发挥对管理者的医院内部约束机制

前文已经证明公立医院存在严重的自由现金流量过度投资，按照Jensen（1986）自由现金流量过度投资主要源于所有者与经营者之间委托代理关系所产生的代理冲突。然而，公立医院特殊性质决定，作为所有者的政府只是名义上的委托人，没有动力也没有足够的信息对公立医院的行为进行有效监督，导致公立医院存在严重的内部人控制现象，"是否投资""投资什么"实际上完全由医院的管理者尤其是院长说了算，而且在现有制度下，也不用承担投资失败的后果，因此，在公立医院内部，从医务人员到医院各层管理者基于自身利益，都有强烈的过度投资冲动。

Hart（1983）指出，完善的公司治理机制可以有效地约束经理人追求私利的"败德"行为，减少企业的过度投资。Milgorm and Roberts（1992）指出，当企业被看作是一组不完备契约时，企业所

有权中的剩余索取权和剩余控制权间的有效结合是提高企业投资效率和经营效率的关键。Richardson（2006）通过实证检验证明有效的公司治理结构能够减少企业的过度投资；国内学者魏明海、柳建华（2007）也发现公司内部治理结构和外部治理环境的改善会约束国有企业的过度投资行为。显然，公立医院自由现金流量过度投资与当前公立医院缺乏完善的治理制度，无法对医院院长等医院管理者的决策行为形成有效约束分不开。因此，我们认为，治理公立医院过度投资的关键措施之一是建立一套完善的法人治理结构，用制度来约束管理者的过度投资行为。2009年出台的新医改方案以及2010年出台的《公立医院改革试点的指导意见》均明确指出："探索建立医院法人治理结构。"

借鉴国外非营利医院法人治理结构的实践经验，我们认为，对于我国公立医院，首先，要做的是改革管理体制，实现管办分开，可以借鉴国有企业改革的做法，由独立的部门来履行对公立医院的出资、监管责任，具体做法可以在政府部门下成立专门的公立医院监督管理委员会或者在国有资产监督管理委员会下设立部门，要保持该部门的独立性，要独立于卫生事业主管部门。其次，成立类似企业董事会的公立医院理事会，履行公立医院的决策权，理事会由医院管理委员会选聘，由外部非执行理事和内部执行理事组成；医院的院长、副院长等管理层由理事会决定，履行医院的经营权；同时成立医院的监事会，监事会成员由医院管理委员会指派的监事、医院员工选举的员工代表以及社区居民代表组成，履行对医院理事会以及管理层进行监督。形成包括公立医院出资人组织、理事会（董事会）、监事会和医院经营管理层的规范的法人治理结构，这些组织在医院管理中相互独立、制衡与协调，在体制和机制上保证医院科学决策、健康有序的发展。

九、培育医院经理人市场，引入声誉治理机制，发挥对管理者的医院外部约束

公立医院经营者由政府部门（组织部门）任命方式产生，主要来源于本临床领域的医疗技术骨干或学科带头人，上任的经营管理者也采用同样的方式产生医院的中层管理者，所以公立医院的管理水平一直都处在"（医学）专家治院"落后状态。这些管理者通常身兼数职，既是医院高管，更是临床专家，还是研究生导师，他们既不擅长医院的经营管理，工作兴趣点也不在管理上，日常的管理决策全凭个人喜好，没有太多的经济效率意识。

我们认为，治理过度投资，除了依靠正式的法人治理制度安排来约束医院管理者行为外，还有赖于医院外部治理机制共同发挥作用。外部治理是基于市场竞争理论，通过医院外部市场体系提供充分的医院经营信息和对医院及经营者行为进行客观评价和约束，从而形成一种竞争的市场环境和交易成本低廉的优胜劣汰机制，以达到对医院经营者进行有效激励和监督的目的。外部治理机制不同于法人治理机制，是来自于医院外部主体和市场的监督约束机制，其中市场监督机制，外部主体包括政府、中介机构、社区居民等（我们将在信息披露部分阐述）；市场包括产品市场、资本市场和经理市场，经理市场对代理人的约束最为明显。如果经理市场是完全竞争的，那么能力高和尽职的代理人与能力低和不尽职的代理人就会区分开来，前者会被提升，而后者会被降职甚至解雇，这无疑会给管理者一种外部压力，迫使其努力为委托人工作。

鉴于我国公立医院经营者队伍现状，我们认为，长远来说，应当加快新型医院管理人才培养，培育医院经理人市场，一方面通过经理人市场的竞争机制来提升医院管理者的整体素质，另一方面通过经理人市场的竞争压力来约束在位管理者的行为。医院经理人市场的培育不是一朝一夕的事情，就近期来说，我们认为应当引入声誉机制，法玛认为，代理人的机会主义行为在现实中可以通过时间来解决，具体来说，为每一位在位的医院管理者建立档案，记录政府、社会中介机构、社会大众对其以及与其相关的组织的考核或评价结果，并成为选拔公立医院管理者的重要依据。

十、加强公立医院信息披露制度建设，发挥外部利益相关者的监督作用

信息不对称是诱发公立医院出现过度投资的重要因素之一。公立医院的自由现金流量过度投资是源于所有者与经营者之间信息不对称所导致的代理冲突，医院经营者基于个人私利，将多余的现金流投资于违背医院财务管理目标的项目，不断地圈地、盖楼、买设备，出现过度投资；公立医院预算软约束导致过度投资，一方面是由于信息不对称的存在，负责对投资项目进行审批的政府部门无法对投资项目的未来绩效做出准确预测，进而无法对项目的合理性做出正确判断；另一方面作为医院外部其他利益相关者因信息不对称，无法了解项目的具体情况，而无法对政府的审批结果正确与否做出判断，就不能对政府的决策行为进行有效的监督。在缺乏监督的情况下，政府部门及其官员出于部门利益或者个人私利，而使"坏"项目审批通过，导致过度投资发生。从以上分析来看，降低公立医院的信息不对称程度就可以减少公立医院的非效率投资行为，而降低信息不对称程度的主要方法就是提高公立医院对外披露信息的程度。

然而，目前我国公立医院在信息披露上不仅披露渠道单一，而且披露内容极少，仅在医院的门诊大厅里披露了药品价格和在医院网站上披露一些无关痛痒的出于宣传目的的信息。由于信息披露与医院的利益机制存在冲突，医院也缺乏主动对外披露信息的动机，因此，需要政府出台相应的法规，规范披露的方式、内容、披露周期等，强制性要求公立医院进行披露。事实上，加强信息披露也是公立医院建立法人治理结构的应有之意，通过公立医院的信

息披露，降低履行政府出资人责任的医院管理委员会与医院管理层之间的信息不对称，降低代理成本。另外，在医院经理人市场培育建议中我们曾阐述，公立医院的外部治理机制的一个重要方面就是来自公立医院外部主体的监督机制，而这些外部主体发挥监督作用主要就是依赖公立医院对外披露的医院信息，医院对外披露的信息越充分，其监督作用发挥的也越充分，一方面对医院管理者的决策行为进行监督，减少投资决策中的机会主义；另一方面也能对政府部门的决策行为起到监督作用，比如，因外部利益相关者也能根据医院披露信息对其申请财政补助的投资项目的合理性进行判断，政府在对公立医院投资项目审批时就必然会认真分析以做出正确判断。

除了强制公立医院进行信息披露外，我们认为还应当大力发展信息中介，对公立医院对外披露信息质量做出评估，出具评估报告，作为外部主体决策的依据。2009年，财政部在《关于加快发展我国注册会计师行业的若干意见》中明确提出："将医院等医疗卫生机构、大中专院校以及基金会等非营利组织的财务报表纳入注册会计师审计范围。"随后中国注册会计师协会相继发布了《医院财务报表审计指引（征求意见稿）》《关于注册会计师行业积极做好医药卫生体制改革专业服务工作的指导意见》等。目前山西、四川、广西等省市正在积极探索将公立医院纳入注册会计师审计的范围。应当尽快将医疗卫生审计纳入到注册会计师审计范畴，有效发挥注册会计师审计的鉴证作用。借助于庞大的注册会计师队伍，就可以做到对特大型投资项目实行全程跟踪审计的办法，尔后再采取抽查的办法进行政府审计，确保投资项目的合理性，尽可能地减少过度投资的发生。

第三节　本文的研究不足与未来展望

一、本文的研究不足

本文的研究不足主要集中在以下几个方面：

1.样本代表性上的局限性。由于我国公立医院至今尚未实行强制信息披露制度，数据的获取上存在较大的局限性。从数据可获得性角度考虑，本文选择了B地区作为样本地区，而实际上，B地区无论是从医疗机构的投资主体上（俗称"八路军"），还是从服务对象上，以及政府的投入水平上都与全国其他地区不同，选择B地区并不足以代表全国公立医院的整体水平。

2.仅选择B地区作为样本地区，导致样本量相对较小。为了增大样本量，实证分析时只是简单剔除了异常样本量，没有进行WINSORIZE小于1%分位和99%分位截尾处理；数据的使用上采取的是混合数据，这可能忽略了年份变量的影响；在实证分析时，也没有对样本量进行分层实证分析对比，比如综合医院和专科医院，这可能导致参数估计存在一定的偏差。

3.内容的局限性。本文以传统经济学中的"理性经济人"作为研究的假设前提，对公立医院过度投资的动因、判断与度量、过度投资与自由现金流量、政府财政补助的相关关系以及过度投资的治理进行了系统研究。而近几年发展起来的行为金融学发现人实际上是有限理性的，从而导致在认知和决策中出现心理偏差，存在过度自信或过度悲观。而作为组织高层管理者，往往容易出现过度自信的心理偏差，这种心理偏差可能成为其出现过度投资行为的一个重要原因。目前，大型医院所出现的人满为患，看病难、住院难，很可能使医院管理者对医疗市场前景看好，出现过度自信心理偏差，所以公立医院的过度投资中一定存在管理者过度自信所引发的过度投资。这是本文在研究内容上的不足之处。

二、未来的研究展望

本文对公立医院非效率投资问题的研究无论在广度上还是在深度上都只是初步研究，在这个领域还有大量的问题尚待研究。

1.如经济发展的不平衡一样，我国医疗卫生事业的发展也存在严重的城乡、地区之间的不平衡，那么全国不同地区公立医院的非效率投资情况肯定不同。从严谨角度看，在未来如果公立医院信息披露制度健全，数据获取方便，那么应当按照医疗发展水平对全国31个省进行地区样本分层，以更准确、全面地反映我国公立医院非效率投资的情况。

2.本文第五章对公立医院度量结果表明，从整体上看，我国公立医院过度投资与投资不足现行共存。而本文只研究了投资过度问题，在下一步，我们可以对公立医院投资不足问题进行研究，并提出治理建议。

3.如研究不足部分所述，我国公立医院尤其是大型公立医院人满为患的现象很可能会导致其管理者出现过度自信心理偏差，从而引发投资过度；而一些城区中小型公立医院的"门可罗雀"可能会导致其管理者过度悲观心理偏差，从而引发投资不足。因此，下一步，我们可以从管理者的特质角度对公立医院的非效率投资进行分析。

4."看病难、看病贵"问题是我国目前面临的主要民生问题之一，那么公立医院出现的非效率投资到底会不会导致"看病难、看病贵"问题呢？"看病难"讲述的是医疗服务的可及性问题，"看病贵"讲述的是医疗服务的费用问题，并且这两个问题又相互影响，交织在一起。逻辑上讲，如果公立医院出现投资过度，可能会出现医院、医务人员诱导病人进行不必要的检查，增加病人负担，出现看病贵问题；同时，在区域卫生规划不合理的情况下，公立医院过度投资将病人都吸引到大型医院，造成大型医院过度拥挤，又会出现"看病难"问题；如果公立医院出现投资不足，那必然会造成"看病难"。下一步，我们又可以通过研究非效率投资的经济后果来对"公立医院非效率投资与'看病难、看病贵'问题"进行研究。

参考文献

［1］李晗.公益性导向的公立医院监督机制研究：以16个改革试点城市为例［J］.中国卫生经济，2012，31（1）：13-16.

［2］杜治政.约束大医院无限扩张的冲动——建立和谐医患关系的重中之重［J］.医学与哲学（人文社会医学版），2005，26（11）:1.

［3］阎惠中.大医院过度扩张与医疗卫生行业的社会使命［J］.医学与哲学，2007，23（7）：15-17.

［4］罗刚，刘虹，汪敏.医院并非越大越好［N］.健康报，2004-03-02.

［5］Reinhardt U. E. Planning the Nation's Health Workforce:Let the Market in［J］.Health Workforce Policy，1994，31（3）:250-263.

［6］Shain M.，Roemer M. I. Hospital and the public interest［J］.Public Health Rep.1961，76（5）:401-410.

［7］首都医科大学《北京市卫生事业发展改革十二五规划》课题组.北京卫生事业发展改革十二五规划调研报告［R］.北京.首都医科大学，2010.

［8］张霭珠，陈力君.定量分析方法［M］.上海:复旦大学出版社，2003:5.

［9］Phelps，C.E.. *Health Economics*［M］，New York，

Addison–Wesley Educational, Publishers Inc, 1997:5–10.

［10］Culyer, Anthony J., and Joseph P. Newhouse, eds. *Handbook of Health Economics* 1B［M］, North Holland, Elsevier Science, 2000:1405–1487.

［11］Robinson J. C., Luft H. S. *The impact of hospital market structure on patient volume, average length of stay, and the cost of Care* ［J］.Journal of Health Economics, 1985, 4（4）: 333–356.

［12］Melnick G. A., Zwanziger J., Bamezai A., et al. *The effects of market structure and bargaining position on hospital prices* ［J］. Journal of Health Economics, 11:421–447.

［13］Noether M. *Competition among hospitals*［J］.Journal of Health Economics, 1988, 7（3）:259–284.

［14］Lynk W. J. *Nonprofit hospital mergers and the exercise of market power*［J］.Journal of Law and Economics, 1995, 38:437–461.

［15］Kim T. H., McCue M. J. *Association of Market, Operational, and Financial Factors with Nonprofit Hospitals*［J］.Capital Investment, 2008, 45（2）: 215‐231.

［16］Dranove D., Shanley M., White W. D. *Price and concentration in hospital markets: the switch from patient–driven to payer–driven competition*［J］. Journal of Law and Economics, 1993, 36（1）: 179–204.

［17］Keeler E. B., Melnick G., Zwanziger J. *The changing effects of competition on non–profit and for–profit hospital pricing behavior*［J］. Journal of Health Economics, 1999, 18（1）: 69–86.

［18］Kessler D. P., McClellan M. B. *Is hospital competition socially wasteful?*［J］. The Quarterly Journal of Economics, 2000, 115（2）: 577–615.

［19］Culyer, Anthony J., and Joseph P. Newhouse, eds. *Handbook of Health Economics* 1B［M］, North Holland, Elsevier

Science，2000:1093-1139.

［20］Allen，R.，*Policy implications of recent hospital competitions studies* ［J］，Journal of Health Economics，1992（11）:347-351.

［21］Sloan F. A.，*Steinwald B.Effects of regulations on hospital costs and input use* ［J］，Journal of Law and Economics，1980，23:81-109.

［22］Dranove D.，Cone K. *Do state rate setting regulations really lower hospital expenses?* ［J］. Journal of Health Economics，1985，4（2）: 159-165.

［23］Salkever D. S.，Bice T. W.*The impact of certificate of need controls on hospital investment* ［J］，Milbank Memorial Fund Quarterly: Health and Society，1976，Spring:185-214.

［24］Sloan F. A. *Regulation and the rising cost of hospital care* ［J］. The Review of Economics and Statistics，1981，63（4）: 479-487.

［25］Cutler D. M.，Zeckhauser R. J. *The anatomy of health insurance* ［J］. Handbook of health economics，2000，1: 563-643.

［26］Hodgkin D.，McGuire T. G. *Payment levels and hospital response to prospective payment* ［J］. Journal of health economics，1994，13（1）: 1-29.

［27］Arrow K. J.. *Uncertainty and the welfare economics of medical care* ［J］. The American economic review，1963，53（5）: 941-973.

［28］Sloan，F. A. *Not-for-profit ownership and hospital behavior, Chapter 21 in A.J.Culyer, J.P.Newhouse, eds., Handbook of Health Economics 1B* ［M］.North Holland，Elsevier Science，2000:1141-1174.

［29］Bays C. W. *Why most private hospitals are nonprofit* ［J］. Journal of Policy Analysis and Management，1983，2（3）: 366-385.

［30］Pauly M.，Redisch M. *The not-for-profit hospital as a physicians' cooperative* ［J］. The American Economic Review，1973，

63（1）：87–99.

［31］Becker E. R., Sloan F. A. *Hospital ownership and performance*［J］. Economic Inquiry, 1985, 23（1）：21–36.

［32］Shortell S. M., Hughes E. F. *The effects of regulation, competition, and ownership on mortality rates among hospital inpatients*［J］. The New England Journal of Medicine, 1988, 318（17）：1100–1107.

［33］Keeler E. B., Rubenstein L. V., Kahn K. L., et al. *Hospital characteristics and quality of care*［J］. JAMA: the journal of the American Medical Association, 1992, 268（13）：1709–1714.

［34］Hoerger T. J. *'Profit' variability in for-profit and not-for-profit hospitals*［J］. Journal of Health Economics, 1991, 10（3）：259–289.

［35］Duggan M. G. *Hospital ownership and public medical spending*［J］. The Quarterly Journal of Economics, 2000, 115（4）：1343–1373.

［36］Newhouse J. P. *Toward a theory of nonprofit institutions: An economic model of a hospital*［J］. The American Economic Review, 1970, 60（1）：64–74.

［37］丁涵章等.现代医院管理全书［M］.杭州:杭州出版社,1999:20–25.

［38］史自强等.医院管理学［M］.上海:上海远东出版社,1995:30–38.

［39］张鹭鹭.转型时期医院可持续发展的分析与思考［J］.中华医院管理杂志,2002,18（7）：385–386.

［40］张鹭鹭.转型期医院可持续发展的资源结构［J］.中华医院管理杂志,2003,19（2）：90–91.

［41］白常凯,张鹭鹭等.转型期医院科技进步综合评价［J］.中华医院管理杂志,2003,19（21）：98–99.

［42］李忠义，邢艳丽.信息不对称、制度缺陷与公立医院的道德风险［J］.经济体制改革，2012（6）：177-180.

［43］卢洪友，连玉君，卢盛峰.中国医疗服务市场中的信息不对称程度测算［J］.经济研究，2011（4）：94-105.

［44］朱生伟.供给诱导需求：医疗改革中被忽视的问题［J］.中南民族大学学报（人文社会科学版），2006，26（3）：112-115.

［45］程晓明.卫生经济学［M］.北京：人民卫生出版社，2007:3-5.

［46］杜仕林.医改的抉择：政府主导还是市场化——基于医疗卫生服务及其市场特殊性的分析［J］.河北法学，2007，25:（5）：146-149.

［47］葛延风，王晓明.中国医疗服务体系改革反思［J］.中国卫生产业，2005（9）：19-21.

［48］李玲.医改方向：政府主导下市场补充［J］.中国医疗前沿，2006（6）:33-36.

［49］周健.国家干预的范式转换医疗改革必须坚定走市场化道路［J］.北方经济，2005（12）：19-20.

［50］宋晓梧.医改方向没有问题　促进竞争需要市场化［N］.现代医院报，2006-5-25.

［51］邢予青.市场化不是医疗改革失败的替罪羊［N］.21世纪经济报道，2006-4-24.

［52］俞卫.公立医院改革：公益性、财政补偿和治理模式［J］.中国卫生政策研究，2011，4（7）：25-27.

［53］刘丽杭.体制转轨时期的管制供需与均衡［J］.经济体制改革，2006（3）：10-14.

［54］朱恒鹏.医疗体制弊端与药品定价扭曲［J］.中国社会科学，2007（4）：89-103.

［55］杨龙.我国公立医院医疗服务价格改革与探索［J］.生产力研究，2010（10）：150-151.

［56］张二华，李春琦，吴跃进.医疗保险、医院寡头与医疗服务价格扭曲［J］.财贸经济，2010（10）：100-105.

［57］陈钊、刘晓峰、汪汇.服务价格市场化：中国医疗卫生体制改革的未尽之路［J］.管理世界，2008（8）：52-58.

［58］李卫平.公立医院的体制改革与治理［J］.江苏社会科学，2006（5）：72-77.

［59］夏冕，张文斌."管办分离"语境下的公立医院管理体制研究［J］.中国卫生经济，2010，29（3）：11-13.

［60］梁铭会，邓利强，王霞等.公立医院法人治理结构改革三种主要模式分析［J］.中国医院，2007，11（5）：15-18.

［61］李卫平，周海沙等.我国公立医院治理结构研究总报告［J］.中国医院管理，2005，25（8）:5-8.

［62］李棽.法人治理结构：公立医院制度安排的途径及对策［J］.中国卫生经济，2010，29（9）：10-12.

［63］Modigliani F.，Miller M. H. *The cost of capital, corporation finance and the theory of investment* ［J］. The American economic review, 1958, 48（3）:261-297.

［64］Grossman S. J.，Hart O. D. *Corporate financial structure and managerial incentives* ［M］//The economics of information and uncertainty. University of Chicago Press，1982: 107-140.

［65］Jensen M. *Agency cost of free cash flow, corporate finance, and takeovers* ［J］. Corporate Finance, and Takeovers. American Economic Review, 1986, 76（2）:323-329.

［66］Conyon M. J.，Murphy K. J. *The prince and the pauper? CEO pay in the United States and United Kingdom* ［J］. The Economic Journal, 2000, 110（467）:640-671.

［67］Dyck A.，Zingales L. *Private benefits of control: An international comparison* ［J］. The Journal of Finance，2004，59（2）: 537-600.

［68］Stulz R. M. *Managerial discretion and optimal financing policies*［J］. Journal of financial Economics，1990，26（1）：3-27.

［69］李丽君，金玉娜.四方控制权制衡、自由现金流量与过度投资行为［J］.管理评论，2010，22（2）：103-108.

［70］Pawlina G.，Renneboog L. *Is Investment - Cash Flow Sensitivity Caused by Agency Costs or Asymmetric Information? Evidence from the UK*［J］. European Financial Management，2005，11（4）：483-513.

［71］Amihud Y.，Lev B.*Risk reduction as a managerial motive for conglomerate mergers*［J］.Bell Journal of Economics 1981，12（2）:605-617.

［72］Morck R.，Shleifer A.，Vishny R. W. *Management ownership and market valuation: An empirical analysis*［J］. Journal of financial economics，1988，20: 293-315.

［73］Jensen M. C.，Meckling W. H. *Theory of the firm: Managerial behavior，agency costs and ownership structure*［J］. Journal of financial economics，1976，3（4）:305-360.

［74］胡国柳，裘益政，黄景贵.股权结构与企业资本支出决策：理论与实证分析［J］.管理世界，2006（1）:137-144.

［75］程哲.公司治理对投资不足的影响性研究［J］.财会通讯，2011（11）:62-64.

［76］胡建平，马会起，干胜道.管理层持股与自由现金流量控制研究——来自股改成功的上市公司的经验证据［J］.华东经济管理，2009，23（5）：129-134.

［77］Myers S. C. *Determinants of corporate borrowing*［J］. Journal of financial economics，1977，5（2）：147-175.

［78］Stiglitz J. E. *On the irrelevance of corporate financial policy*［J］. The American Economic Review，1974，64（6）：851-866.

［79］Jaffee，D. M.，T. Russell.*Imperfect information and credit rationing* [J] .this Journal, XC, 1976 (11) :651–666.

[80] Titman, S. *The effect of capital structure on a firm's liquidation decision* [J] .Journal of Financial Economics, 1984, 13 (1) :137–151.

[81] John K., Senbet L. W. *Corporate governance and board effectiveness* [J] . Journal of Banking & Finance, 1998, 22 (4) : 371–403.

[82] Heinkel R., Zechner J. *The role of debt and preferred stock as a solution to adverse investment incentives* [J] . Journal of Financial and Quantitative Analysis, 1990, 25 (1) : 1–24.

[83] Hart O., Moore J. John.*Debt and Seniority: An Analysis of the Role of Hard Claims in Constraining Management* [J] .The American Economic Review, 1995, 85 (3) :567–585.

[84] Lang L., Ofek E., Stulz R. M. *Leverage, investment, and firm growth* [J] . Journal of financial Economics, 1996, 40 (1) : 3–29.

[85] Kornai J. *Resource–constrained versus demand–constrained systems* [J] . Econometrica: Journal of the Econometric Society, 1979 (47) : 801–819.

[86] Kornai J. *The Soft Budget Constraint* [J] .Kyklos, 1986, 39, (1) :533–539.

[87] Kornai J. *The Place of the Soft Budget Constraint Syndrome in Economic Theory* [J] .Journal of comparative economics, 1998, 26 (1) :11–17.

[88] Kornai J , Maskin E , Roland G. *Understanding the soft budget constraint* [J] . Journal of economic literature, 2003, 41 (4) : 1095–1136.

[89] Kornai J. *The soft budget constraint syndrome in the hospital sector* [J] .Economic and Social Sciences, 2009, 31 (1) :5–31.

［90］黎精明，唐霞.我国国有企业过度投资——基于生产要素投入视角的理论解释［J］.财经理论与实践，2011，32（4）：46-50.

［91］程仲鸣，夏新平，余明桂.政府干预、金字塔结构与地方国有上市公司投资［J］.管理世界，2008（9）：37-47.

［92］张洪辉，王宗军.政府干预、政府目标与国有上市公司的过度投资［J］.南开管理评论，2013，13（3）：101-108.

［93］谭燕，陈艳艳，谭劲松.地方上市公司数量、经济影响力与过度投资［J］.会计研究，2011，（4）:43-51.

［94］章文芳，张珊，周新燕.预算软约束下的企业投资行为研究——来自中国上市公司的经验研究［J］.统计与决策，2010（23）：96-98.

［95］Fazzari S. ， Hubbard R. G，*Petersen B C. Financing constraints and corporate investment*［J］. Brookings Papers on Economic Activity，1988，1：141-195.

［96］张祥建，徐晋.股权再融资与大股东控制的"隧道效应"［J］.管理世界，2005（11）：127-151.

［97］朱红军，何贤杰，陈信元.金融发展、预算软约束与企业投资［J］.会计研究，2006（10）：64-71.

［98］Vogt S. *The Cash Flow，Investment Relationship:Evidence from U. S. Manufacturing Firms*［J］.Financial Management，1994，23（2）:3-20.

［99］梅丹. 我国上市公司固定资产投资规模财务影响因素研究［J］.管理科学，2005（10）：80-85.

［100］张纯，吕伟.信息披露、信息中介与企业过度投资［J］.会计研究，2009（1）：60-65.

［101］饶育蕾，汪玉英.中国上市公司大股东对投资影响的实证研究［J］.南开管理评论，2006，9（5）：67-73.

［102］Hovakimian，Gayane and Sheridan Titma. *Corporate*

investment with financial constraints: sensitivity of investment to funds from voluntary asset sales［Z］.NBER Working Paper NO.9432，2002.

［103］Richardson S. *Corporate governance and over-investment of surplus cash*［D］.Dissertation of Michigan University，2003.

［104］秦朵，宋海岩.改革中的过度投资需求和效率损失［J］.经济学（季刊），2003（4）:807-832.

［105］Richardson S. *Over-investment of free cash flow*［J］.Review of accounting studies，2006，11（2-3）: 159-189.

［106］王彦超.融资约束、现金持有与过度投资［J］.金融研究，2009（7）:121-133.

［107］肯尼斯·汉科尔，尤西·李凡特.现金流量和证券分析［M］.张凯，刘英，等译.北京:华夏出版社，2001.

［108］Dunkelberg J. S.，Furst R. W.，*Roenfeldt R L. State rate review and the relationship between capital expenditures and operating costs*［J］.Inquiry，1983，20（3）:240-247.

［109］Healthcare Financial Management Association（HFMA）.*Financing the Future Report 2: How Are Hospitals Financing the Future? Capital Spending in Health Care Today*［J］.Healthcare Financial Management，2004，58（1）:43-47.

［110］Hirth R. A.，Chernew M. E.，Orzol S. M. *Ownership, competition, and the adoption of new technologies and cost-saving practices in a fixed-price environment*［J］.Inquiry，200037（3）: 282-294.

［111］Ashby Jr J. L. *The impact of hospital regulatory programs on per capita costs, utilization, and capital investment*［J］.Inquiry，198421（1）: 45-59.

［112］Calem P. S.，Rizzo J. A. *Financing constraints and investment: New evidence from hospital industry data*［J］.Journal of Money，Credit and Banking，1995，27（4）: 1002-1014.

［113］Gentry W. M. Debt, *investment and endowment accumulation: the case of not-for-profit hospitals*［J］. Journal of Health Economics，2002，21（5）：845.

［114］Wedig G. J., *Hassan M，Morrisey M A. Tax - Exempt Debt and the Capital Structure of Nonprofit Organizations: An Application to Hospitals*［J］. The Journal of Finance，1996，51（4）：1247-1283.

［115］Reiter K. L.，Wheeler J. R. C.，*Smith D. G. Liquidity constraints on hospital investment when credit markets are tight*［J］. Journal of Health Care Finance，2008，35（1）：24-33.

［116］郑大喜，新医改形势下公立医院适宜规模的经济学分析［J］.现代医院管理，2011（1）：9-11.

［117］匡莉.公立医院规模持续恶性扩张机制——"一环、两流、三切点"理论模型的构建［J］.中国卫生政研究，2011，4（4）：28-37.

［118］赵宁志，高茗等.军队医院规模建设与内涵建设的探讨［J］.人民军医，2011，54（1）：74-75.

［119］李显文，徐盛鑫等.基于 DEA 的三级医院规模经济分析［J］.中国卫生资源，2011，14（3）：84-86.

［120］王箐，魏健.公立医院的公益性与横向规模的确定［J］.中国卫生政策研究，2011，4（3）：61-65.

［121］简伟研等.北京地区公立综合医院规模与住院服务产出关系的实证分析［J］.北京大学学报（医学版），2011，3（3）：403-406.

［122］欧阳静，陈煜.新疆大型综合医院规模与效益分析［J］.中国卫生经济，2011，30（2）：62-63.

［123］戴文娟，丁旭辉等.医院成本核算下大型医疗设备投资效益分析［J］.卫生经济研究，2011（4）：49-51.

［124］McGuire, T. G. *Physician agency, Chapter 6 in A.J.Culyer, J.P.Newhouse, eds., Handbook of Health Economics, 1A*

［M］.North Holland，Elsevier Science，2000:461–536.

［125］王章佩，林闽钢.信息不对称视角下的医疗供方诱导需求探析［J］.医学与哲学（人文社会医学版），2009，30（3）：54–56.

［126］Salkever.D. S. .*Regulation of price and invetment in hospitals in the U.S..Chapter 28 in A. J. Culyer，J. R. Newhouse，eds.，Handbook of Health Economics，1B*［M］.North Holland，Elsevier Science，2000:1489–1535.

［127］黄晓璐.我国城市医疗服务体系研究［D］.武汉:武汉科技大学，2010.

［128］王迪.社会主义市场经济条件下公立医院的社会功能研究［D］.长春:吉林大学，2011.

［129］代涛，田晓晓，尤川梅.我国政府举办公立医院的理论依据和职责研究［J］.中国卫生政策研究，2009，2（8）：7–13.

［130］孙杨.我国公立医院运行监管体系研究［D］.武汉：华中科技大学，2010.

［131］徐立新，梁允萍.探索医疗服务价格体系调整的新思路：医疗服务价格与医疗费用的关系剖析［J］.中国卫生经济，2009，28（12）：20–22.

［132］杨龙.我国公立医院医疗服务价格改革与探索［J］.生产力研究，2010（10）:151–152.

［133］德志.我国卫生费用增长分析［J］.中国卫生经济，2005，24（3）:7–9.

［134］刘瑂，禹硕，于润吉.财政对公立医院补助政策的演变及评价［J］.卫生经济研究，2008（12）.

［135］张琳.我国公立医院管理体制问题研究［D］.开封：河南大学.2007.

［136］陈建国.委托—代理视角的公立医院管理体制改革［J］.经济体制改革，2010（1）：34–39.

［137］Renneboog L.，Trojanowski G. *The managerial labor market and the governance role of shareholder control structures in the UK* ［M］. Tilburg University，2002.

［138］唐芸霞.医疗服务递送机制中主体利益关系及扭曲矫正——基于政府职能的视角［J］.当代财经，2012（7）：31-40.

［139］LEE M. L. *A conspicuous production theory of hospital behavior，Southern Economic Journal*［J］.1971，38（1）：48-58.

［140］陈国富.委托—代理与机制设计［M］.天津:南开大学出版社，2003:35.

［141］余明桂，回雅甫，潘红波.政治联系、寻租与地方政府财政补贴有效性［J］.经济研究，2010（3）：65-77.

［142］Williamson O. E. *Franchise Bidding for Natural Monopolies—in General and with Respect to CATV*［J］.The Bell Journal of Economics，1976，7（1）:73-104.

［143］曾牧.企业非效率投资国内外研究综述［J］.财会月刊，2011（10）:83-86.

［144］Rice R. G. *Analysis of the hospital as an economic organism*［J］.Modern hospital，1966，106（4）:87.

［145］Dran Jr J. J.，Campbell B. E. *Hospital investment and Medicare reimbursement*［J］.Journal of Financial Research，1981，4（2）:147-160.

［146］Ferreira M. A.，Vilela A. S. *Why do firms hold cash? Evidence from EMU countries*［J］.European Financial Management，2004，10（2）:295-319.

［147］童光荣，胡耀亭.公司成长机会、银行债务与资本结构的选择——来自中国上市公司的证据［J］.南开管理评论，2005，8（4）:54-59.

［148］赵山，黄运成.托宾Q、增长机会与公司资本结构关系的实证研究［D］.哈尔滨工业大学学报（社会科学版），2006，8

（5）：93-97.

[149] 谢军.股利政策、第一大股东和公司成长性：自由现金流量理论还是掏空理论 [J].会计研究，2006（4）：51-57.

[150] 连玉君，程建.不同成长机会下资本结构与经营绩效之关系研究 [J].当代经济科学，2006，28（2）:97-103

[151] 姜付秀，张衡. 企业价值、盈利性与成长:中国上市公司控制类型的比较研究 [J].财贸研究，2006（1）：86-90.

[152] 曹廷求，孙文祥，于建霞.资本结构、股权结构、成长机会与公司绩效 [J].南开管理评论，2004，7（1）：57-63.

[153] 高鹤.商业上市公司成长性对负债融资影响的实证研究 [J].商业研究，2006（9）：147-152.

[154] 杨亦民，刘星.公司价值、成长机会与合理投资水平——来自沪深股市的经验证据 [J].工业工程与管理，2006（3）：114-118.

[155] Kadapakkam P. R， Kumar P. C， Riddick L. A. The impact of cash flows and firm size on investment: The international evidence [J]. Journal of Banking & Finance， 1998， 22（3）:293-320.

[156] 杜治政.约束大医院无限扩张的冲动——建立和谐医患关系的重中之重 [J].医学与哲学（人文社会医学版），2005，26（11）:1.

[157] 刘明，欧阳华生.深化政府预算绩效管理改革：问题、思路与对策 [J]，当代财经，2010（3）：35-41.

[158] Segal I. R.*Monopoly and soft budget constraint* [J].RAND Journal of Economics， 1998， 29（3）:596-609.

[159] Florackis， C.， Ozkan， A. *Agency Cost and Corporate Governance Mechanisms:Evidence for UK Firms* [J].International Journal of Managerial Finance， 2008， 4（1）:37-59.

[160] 陈冬华，陈信元，万华林.国有企业中的薪酬管理制与在职消费 [J].经济研究，2005，（2）：92-101.

［161］吕长江，张艳秋.企业财务状况对负债代理成本的影响［J］.数量经济技术经济研究，2002（12）:108-112.

［162］邓莉，张宗益，李宏胜.银行债权的公司治理效应研究［J］.金融研究，2007（1）:61-67.

［163］李世辉，雷新途.两类代理成本、债务治理及其可观测绩效的研究——来自我国中小上市公司的经验证据［J］.会计研究，2008（5）：31-37.

［164］马君潞，李泽广，王群勇.金融约束、代理成本假说与企业投资行为——来自中国上市公司的经验证据［J］.南开经济研究，2008（1）：1-16.

［165］Copeland B. R. International trade and the environment: policy reform in a polluted small open economy［J］. Journal of Environmental Economics and Management，1994，26（1）:44-65.

［166］符蓉，黄继东，干胜道."自由现金流量"概念及计算方法分析［J］.会计之友，2007（1）:15-16.

［167］Demsetz H.，Lehn K. *The structure of corporate ownership: Causes and consequences*［J］. The Journal of Political Economy，1985，93（6）:1155-1177.

［168］Doukas J. *Overinvestment，Tobin's q and gains form foreign acquisitions*［J］. Journal of Banking and Finance，1995，19（7）:1285-1303.

［169］McConnell J. J.，Servaes H. *Equity ownership and the two faces of debt*［J］. Journal of Financial Economics，1995，39（1）:131-157.

［170］Lang L.，Ofek E，Stulz R. M. *Leverage，investment，and firm growth*［J］. Journal of financial Economics，1996，40（1）:3-29.

［171］Ahn S，Denis D. J.，Denis D. K. *Leverage and investment in diversified firms*［J］. Journal of financial Economics，2006，79

（2）: 317-337.

［172］Brealey R., Leland H. E., Pyle D. H. *Informational asymmetries, financial structure, and financial intermediation* ［J］. The journal of Finance, 1977, 32（2）: 371-387.

［173］Diamond D. W. *Financial intermediation and delegated monitoring* ［J］. The Review of Economic Studies, 1984, 51（3）: 393-414.

［174］Rajan R. G. *Insiders and outsiders: The choice between informed and arm's - length debt* ［J］. The Journal of Finance, 1992, 47（4）: 1367-1400.

［175］包苏昱.自由现金流、上市公司过度投资及其负债治理 ［D］.厦门：厦门大学，2007.

［176］谢孝志.公立医院的使命及其文化内涵 ［J］.中国医院管理，2008, 28（2）: 63-64.

［177］刘军民.公立医院无序扩张的冷思考 ［J］.卫生经济研究，2012（2）:3-6.

［178］陈建平.对实施区域卫生规划的探讨 ［J］.中华医院管理杂志，2005, 21（1）: 1-4.

［179］王玉洵.区域卫生规划与卫生资源配置 ［J］.医学与哲学，2000, 21（1）:9-12.

［180］亭再强，林枫.国外社区首诊制度简介 ［J］.中国卫生经济，2006, 25（2）:76-77.

［181］曾亮亮，李亚红，黄亚星.按病种付费医院欢迎医保谨慎 ［N］.经济参考，2012-7-27.

［182］王泽泳.探索支付方式改革完善按病种付费制度 ［J］.经济师，2009（5）:144.

［183］Prahalad C. K., Hamel G. *The core competence of the corporation* ［J］. Resources, firms, and strategies: A reader in the resource-based perspective, 1990（5）: 235-256.

［184］张宗久.大型综合医院绩效管理的研究［D］.长沙：中南大学，2008.

［185］吕侠.论预算绩效问责机制建构［D］.中南财经政法大学学报，2013（1）:66-70.

［186］邓国胜.构建我国非营利组织的问责机制［J］.中国行政管理，2003（3）28-29.

［187］Hart O. D. *The market mechanism as an incentive scheme* ［J］. The Bell Journal of Economics， 1983，14（2）：366-382.

［188］Milgrom P. R.， Roberts J. *Economics， organization and management* ［M］. Englewood Cliffs， NJ: Prentice-Hall， 1992.

［189］魏明海，柳建华.国企分红、治理因素与过度投资［J］.管理世界，2007（4）:88-95.

［190］朱乃庚，夏海龙，周典.基于利益相关者理论视角分析我国实行公立医院法人治理结构的可行性［J］.中国卫生事业管理，2012（5）:339-340.

［191］徐杰锋.公司外部治理机制及其作用分析［D］.武汉：武汉理工大学，2005.

［192］张立民，李晗.非营利组织信息披露与审计——基于汶川地震中16家全国性基金会的案例研究［J］.审计与经济研究，2011，23（3）：3-10.

图书在版编目（CIP）数据

公立医院过度投资问题研究：来自B地区公立医院的
经验证据 / 朱俊利著. —北京：北京联合出版公司，
2019.4
　　ISBN 978-7-5596-3047-6
　　Ⅰ.①公… Ⅱ.①朱… Ⅲ.①医院—资本投资—
研究—中国 Ⅳ.①R197.322
中国版本图书馆CIP数据核字(2019)第056386号

公立医院过度投资问题研究——来自B地区公立
医院的经验证据

责任编辑：章 懿
出版发行：北京联合出版有限责任公司
社　　址：北京市西城区德外大街83号楼9层
邮　　编：100088
电话传真：（010）64256863
印　　刷：北京市十月印刷有限公司
开　　本：787mm×1092mm 1/16
字　　数：175千字
印　　张：6.5
版　　次：2019年4月北京第1版
印　　次：2019年4月北京第1次印刷
ISBN 978-7-5596-3047-6
定　　价：88.00元

文献分社出品